U0539099

瑜伽入門

先導之術

佘雪紅 著

有動,就有健康。
找回不受年齡拘束的身體自由,
提升享壽的生活品質。

嘉義市福音診所復健專科醫師
王錦基

　　人人都知道運動的好處，但是運動的潛在風險和傷害卻是如影隨行、時有所聞。要選擇對自己有益的運動，是一件相當有講究的事，在我們醫師的立場，我們鼓勵有正確的運動處方：客製化及量力而為，循序漸進並持之以恆。佘老師的這本《瑜伽入門先導之術》集她個人30年的心得結晶，藉由專業的解剖知識，安全的伸展概念，搭配均勻的心肺訓練，我相信這絕對是讀者的福音。謝謝佘老師的用心和分享。

三軍總醫院復健醫學部主治醫師・國防醫學院醫學科學研究所醫學博士
張正強

　　很榮幸收到佘雪紅老師的邀請，為她的新書寫一篇推薦短文。佘老師擁有深厚的護理背景，又是一位資深瑜伽老師，也因為這本新書《瑜伽入門先導之術》欲推廣之目標和我所專攻的復健醫學有著密切的關係，因此我認真的用了所有能空出來的時間，都拿來閱讀佘老師的新書，希望能夠好好推薦本書其及概念。

　　同時，我也查詢了國際醫學學術論文，發現自去年2016年初迄今，單是Yoga（瑜伽）的醫學研究論文就超過500篇，而關於瑜伽與平衡的醫學研究也有三十多篇，由此可見，瑜伽這門藝術和學問，越來越受到醫界的重視。這些醫學研究發現，瑜伽運動可能對復健醫學領域中最常遇到的疾患——關節及骨骼肌肉系統異常，甚至是中樞腦脊髓及周邊的神經系統疾病——產生正面影響，並可藉由瑜伽的運動改善平衡的功能，進而預防跌倒，而達到預防醫學的目的。除此之外，我相當認同佘老師書中提到的「久坐不是休息，是對身體的傷害」之理念，因此，適度的運動，如：運用本書中安全姿勢的瑜伽動作，可以達到促進體內的血液循環、增強身體機能、預防各種疾病的發生之目的。藉由本書中圖文的詳細解說，以安全運動保健的概念，介紹整套功法，是按照躺、坐、跪、趴、站等漸進式的方法，來執行瑜伽的訓練。無論是一般的運動醫學或老人醫學領域中，每人皆須依自己的健康和體能狀況從事適當運動，而後逐漸增加運動的強度與難度，才是避免運動傷害的不二法門。

長庚醫院婦產部林口院區生殖內分泌科主任
張嘉琳

現代人每天在無形的壓力中過生活。日積月累、慢慢的、在無聲無息中，身心便失去了平衡。當身體失去平衡，重心就會傾斜不穩。因此，人體就會透過各種肌肉骨骼的變形來起動代償機制，以尋求身軀平衡，但結果卻是使得骨骼肌肉失去了正常連結。相同的，心靈失去平衡，心便會失去覺知，產生了執著。

瑜伽，最初的精神是「療癒」，在梵語的意思是「連結」，講求的就是身體與心靈的平衡。瑜伽的練習，旨在恢復身心的正常連結與覺知、進行自我修復、回到中庸、回到平衡、不再執著，而不是一味地奉流派理論為信仰，不擇手段的突破身體極限來追求完美的標準體位，導致練習瑜伽練出一堆的問題。

佘老師花數年時光，將其所悟所學，結合解剖學、肌肉動力學撰寫的「瑜伽入門先導」概念，清楚地描述圖解了骨頭肌肉該有的正常連結，可以讓讀者輕鬆的理解瑜伽體位、呼吸、筋膜放鬆等技巧。在家即可做些簡單溫和的瑜伽練習，利用適合自己的練習方式，找出自己不平衡之處。每日藉此溫和中庸的練習，穩定脊椎和強化保護臟器的深層肌肉，深淺有序的按摩臟器，進而刺激腺體內分泌系統正常運做，幫助身體達到平衡。

佘老師的瑜伽，強調每個人都應該學會觀察自己的身體、幫助認識自己、學會與自己相遇、修復與自己的關係。回到自己、回到呼吸、回到最真實的「見、聞、覺、知」。《瑜伽入門先導之術》是一本值得靜下來，用喜樂的心閱讀感受的好書。祝福大家都能透過此書，學會穩定體位與緩和呼吸，學會「放下」，使身心自然而然地進入寧靜快樂和諧的狀態，進而修復生命能量，恢復生命活力。

大德物理治療所 院長
潘明德

很高興看到佘老師出了第三本書！

我所認識的佘老師，是個不斷研究精進，希望能夠帶給瑜伽學習者更好的環境、知識，同時致力於讓學員避免任何傷害並享受運動之樂的資深瑜伽老師。她的目標跟我從事物理治療的理念不謀而合。

兩、三千年以來，我們在醫學、解剖學、運動醫學方面早已有了相當程度的進步，我們有幸能生活在現代，可以用現代的醫學知識將先人傳承下來的智慧去蕪存菁，減少過去因為不了解、盲目練習所造成的傷害，取其利而避其害，並使健康之法更臻於完美。

當佘老師邀請我為師資培訓班分享解剖學及運動傷害預防時，我是非常高興的！因為我們在臨床上碰到許多做瑜伽受傷的個案，看在眼裡著實憂心。那些選擇做瑜伽的人，本意是為了健康，卻因為那些教練知識不足，而造成大大小小的傷害，有些傷害甚至奪走了他們的健康，例如脊椎滑脫。有薦於此，我很高興能在師資培訓班中跟這些未來的瑜伽老師分享這些知識！因為有了正確的知識及觀念，就能夠大幅度地減少無謂的傷害，從根本解決問題。

然而，解剖學不是死板的知識，不是認識骨骼、肌肉、肌腱、神經、血管就算學成，而是必須結合運動醫學、運動生理學，配合瑜伽的運動特性，才能構成比較全面性的、動態的概念，有效防止運動傷害，並進一步增進運動效果。

很榮幸與佘老師分享我在醫學院所學、臨床十多年運動傷害預防的專業知識，以及國內外運動醫學專業領域不斷更新的觀念及作法，希望藉由我們在各自的領域裡所戮力推廣的指導和知識，能讓學習者的柔軟度、肌肉與心肺耐力都能長足進步，從而讓大家能更盡情地享受健康生活！

中華民國瑜伽協會第九屆理事長
吳清助

　　推廣瑜伽活動四十餘年，終於喜見瑜伽深入國人的日常生活中，無論男女老少，都肯定瑜伽對人體健康與靈性修養的幫助，並深入練習體悟，為自己的人生許下追求光明喜樂的心願。一路以來，我們不斷有新的夥伴加入同行同修，但更感動的是最初一起開拓瑜伽發展的夥伴始終在第一線上孜孜不倦。從當初青澀的年輕人到現在成為一門宗師，其間要歷練過的自修自律、自我驗證與檢討，以及各界的指教與挑戰，絕非外人可以想像的。

　　佘雪紅老師以一位護理人員的學養背景投入瑜伽的領域，站在醫學的基礎上從頭開始學習，不斷精進並深切參透瑜伽練習的領悟，開創了佘式瑜伽，不僅成為我們中華民國瑜伽協會多年來舉足輕重的資深導師，她為了台灣即將進入老齡化社會所推動的健康理念，更是所有瑜伽教師值得效法的對象。

　　《瑜伽入門先導之術》濃縮了佘雪紅老師三十多年的瑜伽練習與教學經驗，從DVD課程帶領初學的讀者在安全、毫無壓力的情境中學著動、學著保養，具有進階程度的瑜伽行者也能在這套突破傳統瑜伽框架的功法中，得到真正經過時間淬鍊而來的啟發。我在《瑜伽入門先導之術》看見佘雪紅老師的真功夫，完全能夠明白她數十年來如一日桃李滿門的原因所在：她真正實踐了瑜伽的連結與修護精神，幫助了每個學員一點一滴、充滿信心地走向身心靈健康之途。

　　無論是否了解瑜伽，都能夠在這套功法中看見具體而微的瑜伽精神與行動，我高度推薦本書，並恭喜讀者獲此養生之鑰。

　　Namaste。

喜悅之路靜坐協會前理事長
邱顯峯

不知大家有否與我有相似的感覺或經驗,不管你學的是太極拳、各式氣功或功法,學到後來會發現,越深的功法其實越簡單,或是說,登峰造極的心法盡在基礎功。瑜伽也是一樣,有良好的瑜伽基礎,才有可能進入更高層次的鍛鍊,而更重要的是,有良好的瑜伽基礎才能減少練習的傷害,以及發揮瑜伽的應用。

佘老師在本書先導之術裡,將瑜伽體位法的最基本要訣,歸納成一句簡單的口訣5533。5533代表「五種體式」「五大方向」「三個脈絡」「三角架構」。只要了解5533的意涵,便能輕易掌握這一套串連延展的理路和架構。這真是一語道破,點明了瑜伽學習的要點。

我個人也曾向佘老師學習過瑜伽體位法,在基本技法中,讓我記憶最深也最有啟發的就是「三角架構」,此「三角架構」非常符合物理力學,能掌握此要點,瑜伽體位法的學習便簡單多了。除此之外,「五種體式」「五大方向」「三個脈絡」等三個要素,也可以給予我們一個非常立體的整體概念,非常有助於我們的學習。

在此熱忱推薦此書給大家,不管你是初學者,或是已經從事瑜伽的鍛鍊或教授瑜伽很久的,此書都非常值得你的參研。

《頸椎回正神奇自癒操》作者
黃雅玲

跟許多人一樣,最開始時都有想練習瑜伽的念頭,但聽說許多人練著練著就受傷的狀況,所以總是裹足不前。直到2013年,因為看到佘雪紅老師的《聽身體說故事》這本書時,直覺告訴我:「賓果!我找到可以讓我安心進入瑜伽領域的帶領者了!」後來,在節目的訪談中,發現她位屆老師們的老師之尊,還能如此真誠地自我剖析著不服輸又慘烈童年、原生家庭的考驗與她的個性圓缺,如何轉化為成就她的養分,讓我更加確信她的內涵與能力。於是我開始跟著佘老師練瑜伽了!

朋友紛紛問我:「你不是很怕受傷嗎?怎麼現在敢嘗試了?」我說:「因為遇到了

一位讓我『安心』的老師。」對，「安心」。不是因為佘老師療癒的嗓音，也不是看在她豐富的資歷，而是她在幫我調整瑜伽姿勢時，能理解我的肢體會遇到什麼障礙，並逐步地帶著我放鬆每個環節。特別是我這些年來所學習的體勢釋放原理，更加讓我清楚了解，指導者心念會透過接觸，真實的傳遞給方。

「你關心對方嗎？」「你理解對方打結的地方嗎？」「你自己也放鬆嗎？」瑜伽不止是肢體的運動，更是一種身體能量的整合與流動，指導老師本身的狀態也會在指導的過程中真實地傳遞出來。從我個人的體驗中，以及無數次親眼見證其他同學的練習裡，發現大家原本身體僵硬，某些連她們自己也認為是不可能做到的動作，就在佘老師的帶領下，自然而然地完成了！尤其是新來的同學，總在第一堂課後，發現自己原來潛力無窮。佘老師讓我們學習到，修練瑜伽的重點不在完成了什麼動作，而是相信並且知道自己可以在安全的過程中辦到，這才是會讓人打從心底感受幸福感的瑜伽。

我始終相信能量吸引法則，這本書讓佘老師與大家出版社結了善緣，這其中有個無心插柳的過程。當我得知佘老師想將自己多年來累積的這套精髓跟大眾分享時，我剛好訪問到了大家出版社的賴淑玲總編。大家出版社的風格向來是知識量與嚴謹度俱足，很符合佘老師高標的自我要求，於是我隨口問了一下賴總編：「你們有興趣出瑜伽的書嗎？」這一問，話匣子大開，才明白她自己也是瑜伽愛好者，也因練習受過傷！於是所有因緣俱足，一切水到渠成，幾乎可以說是這本書找上佘老師的。

當然，沒有人天生就會當老師的，每個優秀的老師都是經過不斷自我進修與成長才練就而成，我很慶幸自己是在佘雪紅老師最成熟的巔峰遇到她。她對身體能量的高敏感度是天賦，但她仍把自己當成一張白紙不斷地努力修練，另一方面她也始終勇敢地面對生命中的挫折與傷痛，讓自己在身心靈的整合更加圓滿，我相信這也是佘老師今天能吸引無數對她充滿信賴的學生最大的原因。

好期待這本書，能讓更多本身已經是瑜伽老師者看見，讓學生做出各種高難度的動作並不是最高境界，而是如何讓學生安住在當下，能自在地感受身體能量的流動與喜悅。這本書終於出版了，閱讀的你我，都是有福之人。祝福大家。

目錄

作者序

為自己與家人找到健康,一同樂享長壽人生!

PART 1
不讓身體受年齡所束縛

現代人的瑜伽必須不一樣

- 30年瑜伽生涯告訴我的事……**16**
- 我們值得活得更好……**17**
- 全心投入體位法練習之前……**20**

認識瑜伽入門先導之術

- 為了解決身體不平衡……**24**
- 從身體的七大關節著手……**26**
- 重新看待體位法……**29**

PART 2
功法精髓

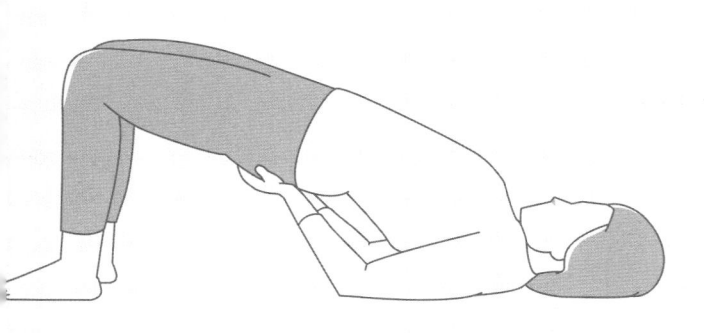

基本功法的核心

- 有動就有效果的身心靈修復法……**34**
- 5533 原則……**34**
- 串連練習效果更好……**38**

■ 躺姿動作解析……**43**

■ 坐姿動作解析……**65**

■ 跪姿動作解析……**85**

■ 趴姿動作解析……**96**

■ 站姿動作解析……**104**

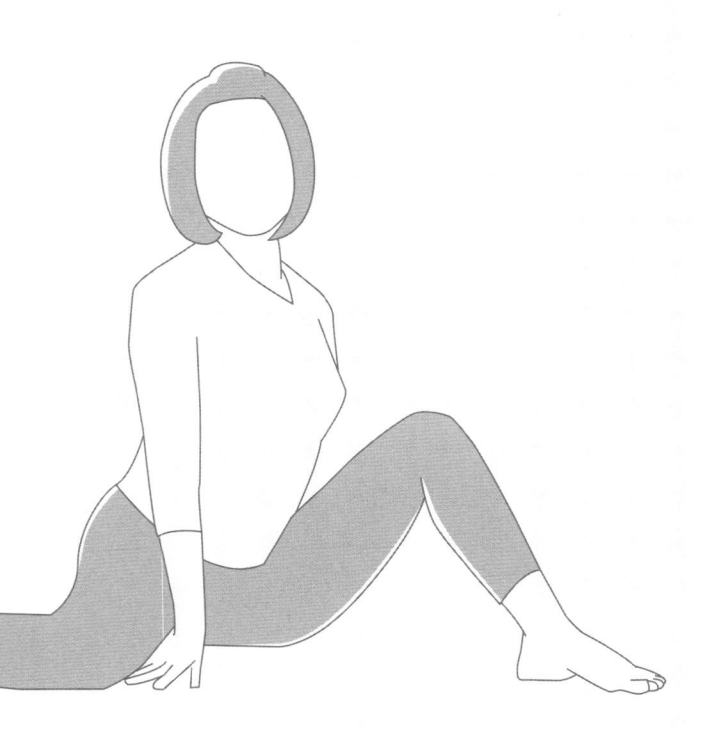

本書使用說明

《瑜伽入門先導之術》是特別為了因應現代久坐久臥的生活型態，使得身體年齡提早退化的人、體弱多病與不適合強度瑜伽練習的人所設計。建議先讀過〈PART 1不讓身體受年齡所束縛〉單元，了解為什麼要先從基本功法開始的原因，再跟著本書所附的完整基本功法課程DVD做，遇到想要多了解的地方，再閱讀各個動作解析。

❶ 重點動作
擷取自DVD課程中的「躺姿」第一階段的重要動作。下方列有此動作在DVD躺姿段落的時間點，可供查詢了解。

❷ 關鍵肌群
介紹這個動作啟動的肌肉重點，以及相關的注意事項。

❸ 步驟說明
詳細解說身體每一個部位的動作細節，請務必詳讀。充分了解何處該放鬆，何處該加強，可以更加確保每一個動作的安全性與運動效果。

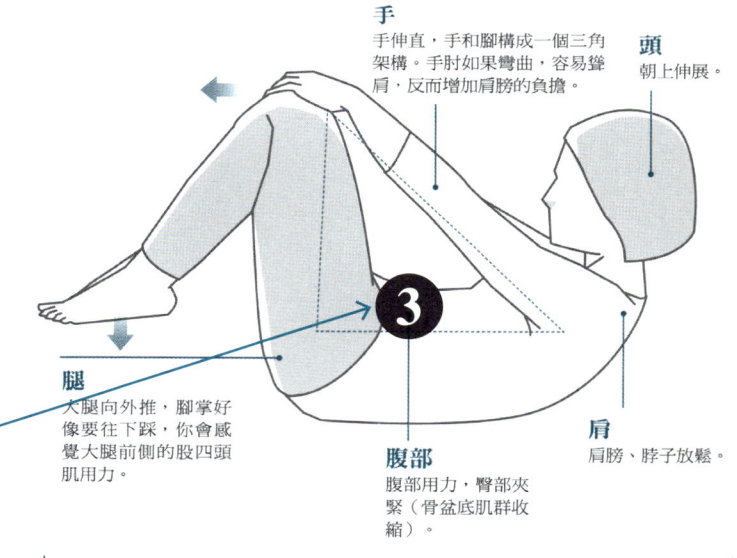

44　PART 2

躺姿 1
重點動作 1

2分00秒　DVD

關鍵肌群

本動作可延展上背肌群，並強化腹肌和骨盆底肌群的力量。若有肩頸僵硬的情形，頸部和上背肌肉（斜方肌、豎脊肌）會特別脆弱，在練習肩立式時很容易受傷。這樣的小動作可先初步延展上背肌肉。

斜方肌

手
手伸直，手和腳構成一個三角架構。手肘如果彎曲，容易聳肩，反而增加肩膀的負擔。

頭
朝上伸展。

腿
大腿向外推，腳掌好像要往下踩，你會感覺大腿前側的股四頭肌用力。

腹部
腹部用力，臀部夾緊（骨盆底肌群收縮）。

肩
肩膀、脖子放鬆。

余老師的叮嚀
凡是頭部抬高、肩膀離地的動作，腹部就會用力收縮，故也可鍛鍊腹部肌肉。同時還可訓練骨盆底肌群，改善血液循環不佳，或年長者漏尿、子宮膀胱下垂的問題。

❹ 解剖圖

簡單的解剖圖示以供概略了解相關肌肉部位。確認要活動的部位，可以將意念灌注其上，幫助啟動肌肉反應。

❺ 佘老師的叮嚀

針對該動作特別需要提醒之處，再加強補充注意事項。

躺姿 1
重點動作 2

⏱ 2 分 44 秒
DVD

關鍵肌群

本動作可初步延展大腿內側的肌肉群。剛開始練習時，我們無需一次拉很深，只要照會一下內收肌群，將之輕柔的拉開即可。等到我們的肌肉纖維適應伸展的動作和力道，再漸次提高延展的深度，如此才可避免肌肉急性拉傷。

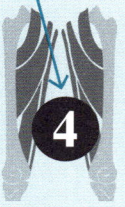

❹ 大腿內側肌群

右腳
腳踝外側平常很少活動，故可藉由本動作，延展腳背和腳踝外側的肌群，不但可穩定踝關節、降低扭傷風險，更有助於你將來做盤腿的動作。

右臀
右腳向外打開時，著力點會落在右臀，因此我們除了注意大腿內側的延展外，更要用心觀照地板按摩右臀的感覺。

佘老師的叮嚀
一般人做盤腿動作時，常常發生膝部肌肉過❺ 的狀況，這組動作可以先行啟動盤腿所需的大腿內側肌群，以避免強壓或用力　　導致的膝關節與韌帶磨損。

特別提醒

DVD 中為收錄完整的功法動作，精簡了呼吸次數，然而呼吸同樣是瑜伽運動中十分重要的一環，如果行有餘力，可以在每次佘老師每次帶領呼吸時先停頓，做滿 3 次吸氣、吐氣。

為自己與家人找到健康，一同樂享長壽人生！

之所以有這本書，要先感謝林媽媽。十年前，我的普通瑜伽課來了一位70歲的林媽媽，她是我學生的母親，學生想把學瑜伽當成給媽媽的生日禮物，特別拜託我，我答應了。為什麼說是特別拜託呢？當時，很少有瑜伽老師願意收超過60歲的學生，年紀大的人柔軟度比較差，骨質疏鬆的機率也比較高，發生運動傷害的可能性比較大，一旦發生運動傷害，那可能是瑜伽老師一輩子的遺憾，大部分老師都不太願意冒這種風險。

我當過護士，比一般瑜伽老師更了解人體結構，更有把握可以避免一般老師所不知的運動傷害，所以我收下林媽媽這個學生。林媽媽之後，在一次的同學會上，同學們也要求我教他們瑜伽，我是在公衛護理職務上退休，退休後才以教瑜伽為業，我的同學們都是即將退休或已經退休的人，他們希望我可以設計一套在安全的基礎上以維持身體機能為主的運動瑜伽。這時候，我開始認真地想：我能專為年紀較大的人開班授課？這瑜伽課該怎麼上？和一般的普通課有什麼不同？

當然，我的朋友也有人反對，說我在冒險。既然不是收不到學生，為什麼要去收人家都不願意收的學生。可是，我的心告訴我，作為一個護理出身的瑜伽老師，這是我應該做的事。

這個專為資深國民設計出的課程稱之為「輕瑜伽」，之後，我也在國父紀念館開課，資深國民可以和年輕人一樣，上到大班級的瑜伽課，這課已經開了好幾年，一直都很快地就報名額滿。令我意外的是，這個課程竟然也大受年輕人歡迎。為什麼年輕人會喜歡？經過仔細了解、觀察，原來是他們太累了。

現在年輕人多是坐辦公室的上班族，工作時間太長、睡眠不足，導致平常精神不濟、疲累虛弱，身體狀況與老年人無異，一旦上了重視肌力訓練的傳統瑜伽，不是覺得越上

越累充滿挫折感而放棄，就是過度認真做到韌帶受傷磨損關節而面臨開刀的困境。而我的課程安排是半堂以躺姿、坐姿動作來伸展，下半堂課再以站姿動作做活動量較大、難度較高的體位法，既休息到了，也運動到了。

多年來不斷進修、親身實作教學下來，我發現要能夠更輕鬆做到各種體位的關鍵，是將體位法拆解成更細微的動作，再串連起來。一來可以讓學生不被突如其來的劇烈動作給難倒，一來也可以增加成就感，得到心靈上的自我肯定與滿足。所謂更細微的動作，並不是將體位法的動作切成更多段或是變得更緩慢（這反而是加深深度、困難度），而是去理解人體肌肉韌帶的走向，「順其自然地」一一知會過這些部位，就能順利帶動相關肌肉做到想要的動作。

另一方面，也不可以一味放鬆舒緩，像骨骼則是要略施壓力。我有位學生才35歲，竟然驗出骨質疏鬆，這提醒我也要給點阻力訓練。骨頭是個活的器官，有外來壓力讓骨頭覺得需要更強壯才能負荷，才會強化骨質。而對於同樣有骨質疏鬆問題、腿力又差的老人家還要多注意訓練習慣動作，像是重心不穩時，常用手去撐，像手腕這樣脆弱的地方常會骨折。我便調整傳統瑜伽裡諸多以手掌撐持的體位法，讓身體較弱或老人家改為手肘支撐，加大著力面積更穩固，便不容易受傷。

這些知會肌肉的動作有些是分散、不易記憶的，加上一般人普遍不理解人體結構，而且每個人的身體狀況各不相同，教學上確實要「因材施教」去個別調整他們的身體。然而，一想到還有更多熟齡長者無法親自來上我的課，像我和我的學生一樣可以活動自如，擁有高品質的退休生活，我開始覺得要有一套可以串連、易懂易行的方法來引導，於是著手開發，並在教學上不斷與學生互相回饋、去蕪存菁，終於完成這套可以讓大家在家自修保養的基本功法。

這本書製作長達兩年多，我們從一開始以我習慣的上課方式安排，後來改成四堂課的形式，經過無數的討論、激盪，到最後以躺坐跪趴站的方式流暢地連結起來，過程可說是歷經好幾次的打掉重練，然後再進入拍攝、繪製、視覺設計，並反覆琢磨的文字與文

案。這樣的心血結晶得以出版送到讀者手上，除了感謝雅玲為大家出版與我連結起這個緣分，還要感謝這兩年來在背後默默參與製作的每一位深具才華的工作人員。尤其是我的文字編輯宛瑜與責任編輯純靜，謝謝你們不辭辛勞、廢寢忘食陪我孕育這本獨一無二的書，當然還有大家出版的總編輯淑玲，感謝你毫無保留地支持、並大力協助我想再為大眾健康盡一份心力的願望。

同時，也要感謝我的外子、小犬與小女在出書的過程中給我無比堅實的親情支援，還有我瑜伽教室的盧玲芬老師幫忙協調大小事，與協助DVD拍攝的師資群，以及和我一起共進共修的學生們。

最後，感謝讀者的智慧與福氣，為自己與家人找到健康，一同樂享長壽人生。

佘雪紅

PART 1

不讓身體受年齡所束縛

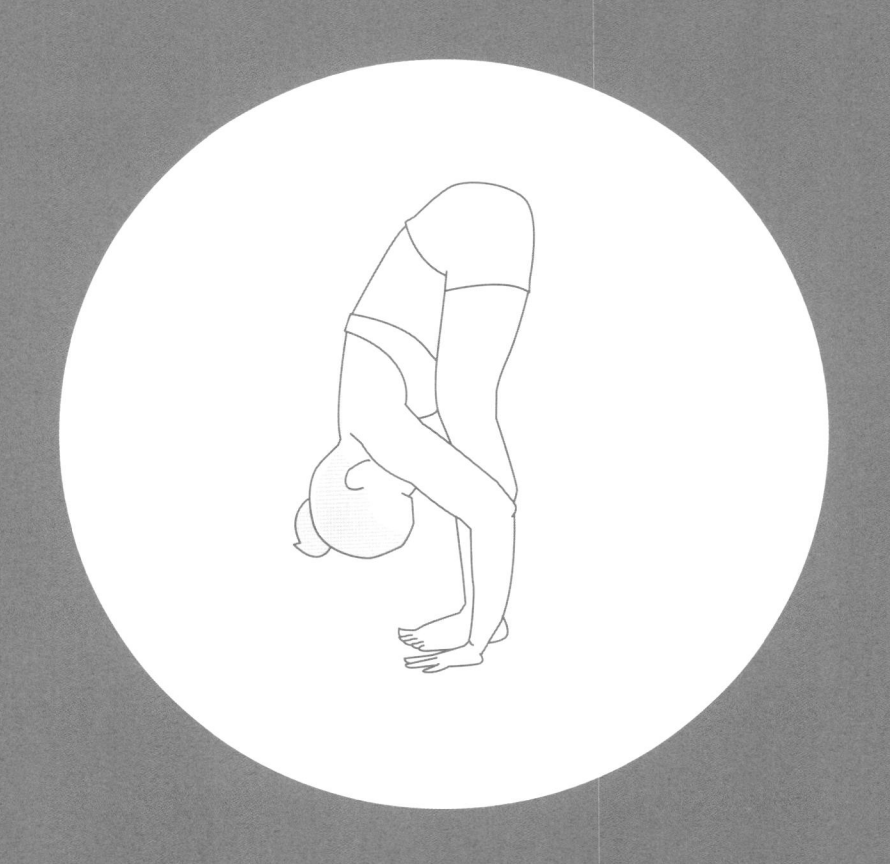

現代人的瑜伽必須不一樣

30 年瑜伽生涯告訴我的事

從最開始按部就班練習，成為師資進入教學領域，然後一步步帶著旗下師資與學員連結、學習與修復。這三十年走來，一邊教、學，一邊觀察領會，和子弟們一起同享瑜伽嘉惠於眾生的善果。常有人說：「練瑜伽讓身體年輕年齡二十歲。」此話不假，更正確地說，是瑜伽對於健康與生活習性的轉化療癒效果極佳，心靈身體通暢了，自然而然常保青春。

我們看到許多書籍問世，也有許多老師引領學員入門，修習瑜伽的人越來越多。然而，我們也看到受傷的人日漸增加，對瑜伽有了種種誤解、偏見。如果只是因為解讀身體的概念之差，而與如此美善的療癒大法失之交臂，有多麼可惜！

現代人的身體已經不一樣

如果說我們的身體早已被現在的科技與便利生活所改變，別說是練瑜伽，連一般運動都要非常小心，可能很多人都會心頭一驚。然而，許多大小運動傷害的事實擺在眼前，現代人真的不能傻傻亂做了。因為，現代人的身體使用習慣已

久坐不是休息，是對身體的傷害

根據聯合國統計，全球有二十億人口坐在電腦前工作。他們整天與電腦為伍，長期姿勢不良，加上工作步調緊張，肌肉一直處在亢奮、作戰的狀態，身體根本無法放鬆。醫學研究也發現，久坐對健康的危害甚深，除了肥胖的問題，肩頸腰背長期處於固定姿勢，造成肌肉張力不平衡、血液循環受阻、心肺缺乏鍛鍊、腸胃蠕動變緩、大腦易退化之外，女性更容易因此增加三成多的子宮肌瘤風險，不得不慎。

經改變，久坐大大傷害了我們的身體，姿勢不良、肌肉鬆弛無力、臟腑缺乏按摩活絡，都直接催化我們的身體衰老，甚至帶往惡疾的循環中。

要擺脫疾病糾纏，避開運動傷害，修護疲憊身心，我很誠心地希望大家先從這套結合瑜伽修練與護理概念、專為我們現代人所開發的瑜伽先導之術來入門。

僵硬的肌筋骨，宜解不宜苦練

瑜伽本身就是一種剛柔兼備的體能運動，如果是過去以勞動維生的人要進入瑜伽體位法練習，相對容易一點。然而，我們現代人的肌肉僵硬無力，身體年齡要比實際衰弱許多，再像傳統瑜伽行者那樣勉力而為，會發生各種運動傷害，一點也不讓人驚訝。

拜科學的瑜伽解剖書之賜，我們對於瑜伽練習已經有了更多的認識與理解，但是如果太過認真、勉強自己，或只是追求高難度、速度，而忘記真正重要的原則，是非常容易受傷的。這是我們在獲得瑜伽益處之前很重要的關鍵：先保護自己不被自己的執念所傷。

有執念的時候往往很難自我發現，要保護自己又談何容易？其實方法非常簡單：碰到阻礙，請當是新發現，發現自己有所不能，先別急著吃苦，要好好面對它、觀察它、傾聽它、了解它，才能找到對的方法處理它。

我們值得活得更好

身、心、靈之間互相影響，左右著我們的人生，是每個人都明白的道理。然而，我們平常的生活卻是身體歸身體，心理歸心理，身體不舒服就去看醫生，心理不愉快就找人訴苦或是找上師開導。等到病痛來了才去處理，看起來似乎沒有太大的問題，但其實這是既消極又被動的生活方式。如果問題不大，還能好好解決，最怕是肯撐、肯吃苦的老實個性，往往把問題撐到難以收拾，讓人非常不捨。

身體不只是軀殼，更帶領著我們體驗、享受人生，並把累積得來的智慧與體悟傳承下去、生生不息，這才是我們真正的生活，也才是我們朝向圓滿修行的基礎。要啟動這樣的良性循環，瑜伽可以說是最有先見之明的修行之道。

了解瑜伽體位法的角色

瑜伽的本意是連結，而真正的瑜伽包含了八大修練領域：持戒（內修）、精進、體位法、呼吸法、收攝、心靈集中、禪定，以及最終天人合一的三摩地境界。所以嚴格說來，平常大家上課練習的體位法，只是瑜伽修行的其中一種方式。

從體位法開始接觸瑜伽，不僅特別明確好懂，成果也最明顯。理想的練習，是直接針對平常很少使用的肌肉去觀照、去伸縮、去平衡，從而強化穩定脊椎和保護臟器的深層肌肉，並深淺有序按摩我們體內的臟器、刺激腺體分泌平衡，並在這樣的流動中，觸發我們觀照內在心靈的變化，進而接納它、感受它，最後才能找到正確的方向和著力點去轉化自己。

練習節奏和強度，側重的關鍵則在身心靈的連結，藉由體位法的練習去洞悉、去探索身體的可以與不可以，心理的接納與不接納，靈性的轉化或不轉化。

三脈七輪和我們的身體

根據瑜伽生理學，人體有三條運輸能量的通道。右脈（陽脈）從脊柱底部的右邊蜿蜒而上，止於右鼻孔，提供身體能量。左脈（陰脈）從脊柱底部的左邊蜿蜒而上，止於左鼻孔，提供心智能量。中脈位在脊椎內，提供靈性能量。

三脈交會之處就叫做脈輪（Chakra），人體總共有七個脈輪，沿著脊椎由下往上依序為：海底輪（根輪）、生殖輪、臍輪（太陽神經叢）、心輪、喉輪、眉心輪、頂輪。七個脈輪各有專司，分別掌控不同的器官、腺體和血管神經叢，也會影響一個人的潛能與特質。例如，喉輪對應的是溝通能力，臍輪對應的是意志力，海底輪過度活躍的人則渴望鞏固地盤。

掌管人體身心靈能量的
三脈七輪

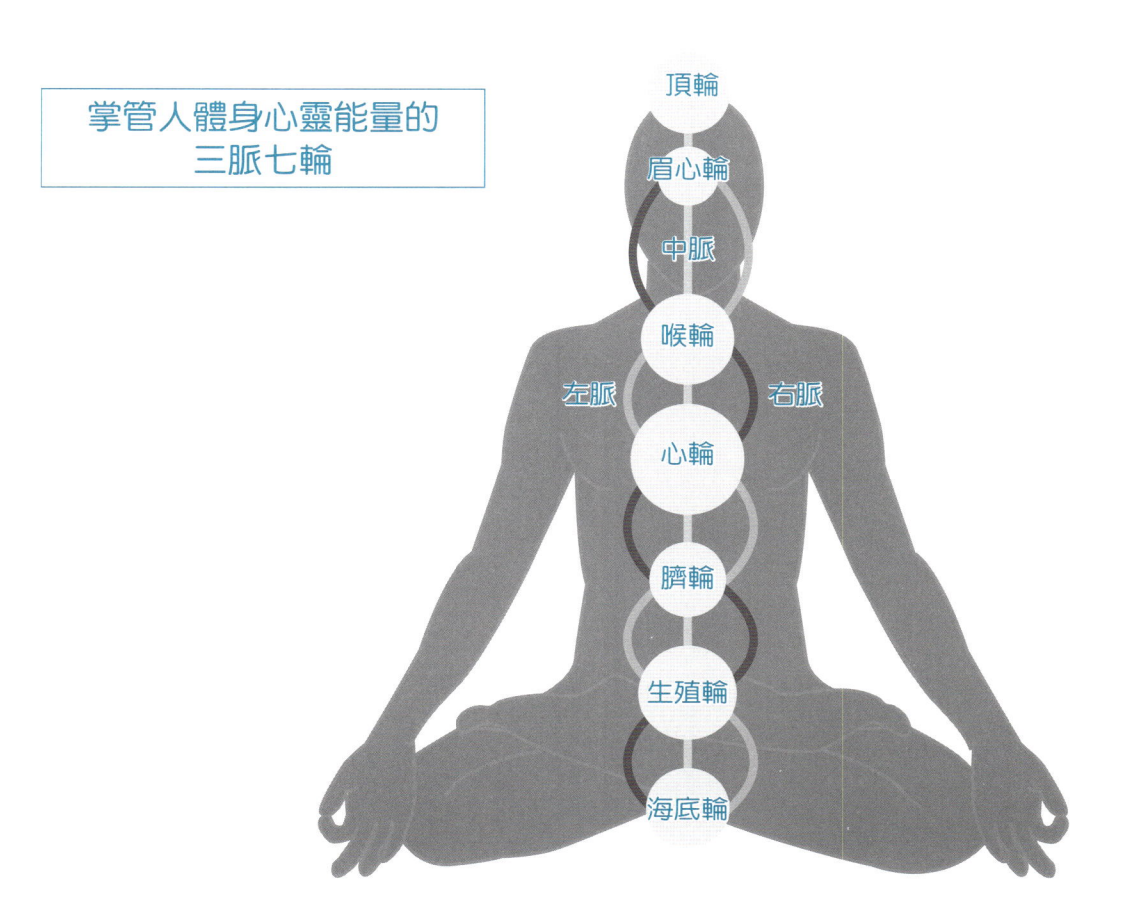

頂輪
眉心輪
中脈
喉輪
左脈　右脈
心輪
臍輪
生殖輪
海底輪

脈輪與身體的連結

脈輪	掌管的身體系統	內分泌腺體	器官與臟腑
頂輪	靈性與身心的總控制中心	松果體	
眉心輪	心智活動	腦下垂體	
喉輪	新陳代謝系統和言語表達	甲狀腺、副甲狀腺	喉嚨、氣管、食道、扁桃腺
心輪	呼吸系統和免疫系統	胸腺	心臟、肺藏、淋巴系統
臍輪	消化系統	胰腺	胃、小腸、脾、胰、肝、膽
生殖輪	生殖系統	腎上線	性器官、卵巢、睪丸、膀胱、盲腸、子宮、腎
海底輪	排泄功能、身體架構	性腺	肛門、直腸、大腸

古代印度人認為，上天賜予我們的身體就是最完美的狀態，但因為後天生活習慣、工作型態、行為模式、情緒波動，造成脈輪閉塞不通，其所掌控及對應的器官、腺體、血管神經叢也就難以正常運作，身心潛能無從施展與發揮，因此修練瑜伽，就是為了將阻塞的脈輪逐一貫通，保持生命能量暢行無阻。

全心投入體位法練習之前

我們都平等，卻又不相同

進入瑜伽的世界，有些人就很順利，但大多數人多會碰到各種不一樣的關卡。大部分的老師都會叮嚀：「每個人條件不同，所以要接受自己的不同，不要勉強。」這話只對一半。

每個人條件都一樣，你有五臟六腑，我也有五臟六腑，還有關節、兩百多塊骨頭跟六百多塊肌肉，我們每一個人都一樣，上帝給我們是平等的，結構是相同的。會有所不同，是後天的生活作息，還有我們一切的習性、際遇，跟我們行事、工作性質不同，造成我們身心靈的張力不平衡、不同步，這就是人生。而瑜伽就是幫助我

為長壽作準備

近年來，課堂上越來越多熟齡學生，每當他們在享受身心舒展的喜悅之餘，不免遺憾道：「要是早個幾年練瑜伽不知該有多好？」是的，醫療技術突飛猛進，國人平均壽命已達 79.12 歲。長壽固然可喜，但要活得老又活得好，就必須及早做準備、儲存豐厚的健康資本。

其實只要觀念正確，修練瑜伽可讓身體多用 50 年，因為人在舒展筋骨的過程中，已從不同的角度刺激脈輪、活化內分泌系統。內分泌系統運作正常，自然能延緩退化的速度，拉長身體使用年限。特別是年紀尚輕、身體機能卻提早老化的現代人，可藉由瑜伽修練所根植的良好舒壓習慣、均衡飲食及平穩的情緒，保持青春活力。

們找回我們最初的平衡，找回面對人生、觀照人我的力量。

所以說，你我都一樣的人體，卻有不一樣的累積造就現在的我們，如今藉由古老的瑜伽練習，要重回最初上天給我們的平衡，作法也不會只有一種，就如同造成現在的我們一樣，也不會只有一個因緣。這當中沒有絕對，不會只有一個方法可行。這才是對的概念。

瑜伽是連結，不是你的成就目標

一般的瑜伽修練，都有很強烈的目的性在裡面，就是要完成完美的動作、要解決痠痛問題、要突破身體極限而不擇手段，這樣的追求並不是瑜伽的精神，甚至可以說是十分危險的行動。姿態從容、動作優美、增進健康、突破過去的極限，這都是身心靈達到連結的過程與善果，並不是目標。

體位（Asana）的原意是「穩定又舒服的姿勢」，況且體位法只是瑜伽的八部功法之一，為什麼總是只專注磨練身體呢？

身體只是一部車子，而車總有一天會離開，可是，你的心到了靈性裡面，靈性就像個司機一樣，靈性可以慢慢提升淨化的。是藉著練習體位法去體悟身體不能做到的地方，觀照我身體的不平衡是怎麼來的，然後才能看清自己，也才能為自己找到正確的方法。

體位法對現代人恐怕太劇烈

古代瑜伽士發展出來的體位法，對現代人來說已經太劇烈了。科技發展至今，人類的生活型態已從體力勞動變成坐式靜態生活，上班坐著，下班回到家還是坐著，坐越久，身體就越不愛動。生理學有個原理叫「用進廢退」，意思是說常用的器官漸趨發達，少用的器官日益退化，身體不會耗費多餘的能量去維持不必要的器官。因此，我們如果整天坐在椅子上，不去使用肌肉骨骼與韌帶，久了便退化，喪失肌力和肌耐力，稍微動一下，就大呼吃不消或受傷。

此外,久坐也會造成筋膜沾黏和相關肌肉縮短僵化、失去彈性。人體坐在椅子上,腹股溝的肌肉(髂腰肌末端)是縮短的,假如坐的時間不長,並不會造成太大影響,只要我們站起來,肌肉就會恢復原狀,但如果長時間久坐不動,肌肉一直處在擠壓、緊縮的狀態,身體就會啟動適應機制,造成髂腰肌攣縮、筋膜沾黏的情形。因此,現代人必須先用一套前導練習來鬆解僵緊的肌肉和沾黏的筋膜,否則直接練體位法,恐怕未蒙其利,先受其害,在修習的過程中不斷碰到瓶頸,充滿挫折,甚至發生不必要的運動傷害。

髂腰肌緊縮會造成什麼影響?

髂腰肌末端緊縮,會把骨盆往前拉,造成骨盆前傾。骨盆一前傾,站立時,腹部向前凸,身體無法挺直,壓力集中在腰椎上,便易引發腰痠背痛,甚至造成脊椎損傷。

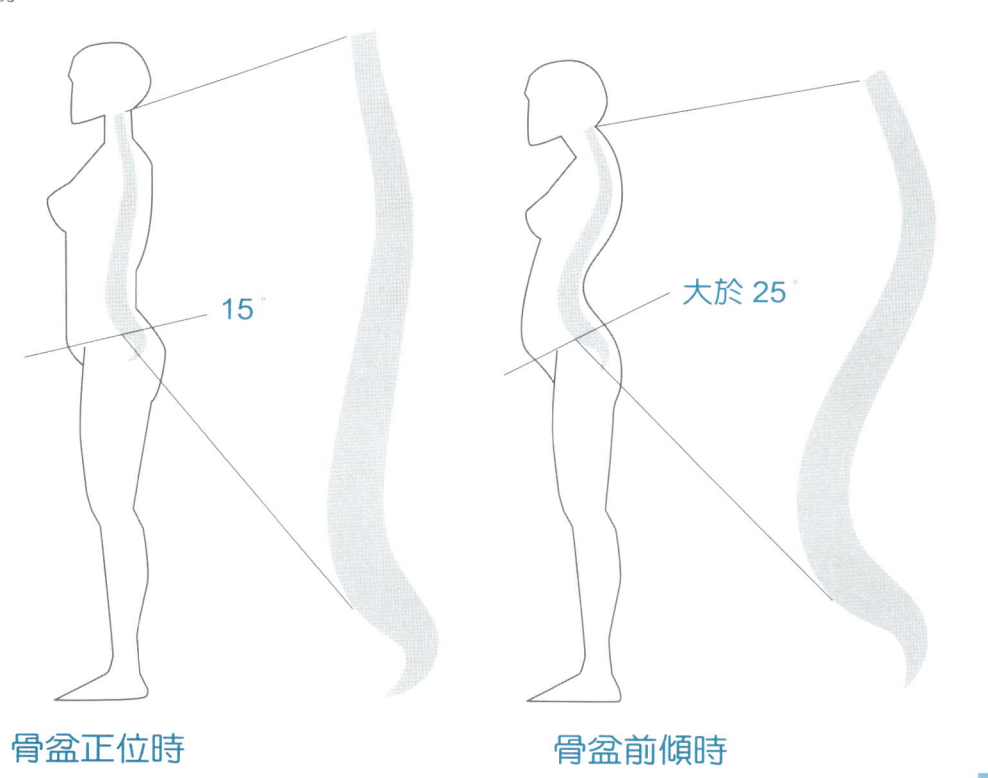

15°　　　　　大於 25°

骨盆正位時　　　骨盆前傾時

認識代償機制

　　代償機制，顧名思義就是替代跟補償。以「肌肉代償」為例，就是指原本應該發揮作用的肌肉，因為受傷或虛弱無力，一時無法正常運作，身體只好命令鄰近的肌肉代為執行任務。

　　代償機制應該是臨時而非常態性的，等到緊急情況解除之後，代班的肌肉就可以卸下任務。但如果原本該發揮作用的肌肉始終沒有復原，一直仰賴旁邊的肌肉幫忙，時間一長，代償的肌肉就會因為負荷過重，引發疲勞性傷害。

　　久坐的人練習站姿前彎最容易發生關節代償的現象。人體前彎時，一般是以髖關節為支點向下彎（左下圖），可是久坐不動，大腿後側的肌肉（膕旁肌）普遍僵緊，等到上半身彎到一定的程度，大腿後側的肌肉就已經拉到極限，導致髖關節無法繼續轉動。這時，練習者若沒有察覺，仍不斷往下彎，身體就會啟動代償機制，用腰椎去彌補髖關節無法轉動的部分，壓力直接轉移到脆弱的腰椎上（右下圖）。

　　因此練習時，若發現身體彎不下去，請先跟著 DVD 輕柔地延展大腿後側肌肉，不可硬著頭皮勉強做，做錯了，可就把腰給彎壞了。

正確前彎
膕旁肌柔軟，練習者就能以髖關節為支點向下彎。

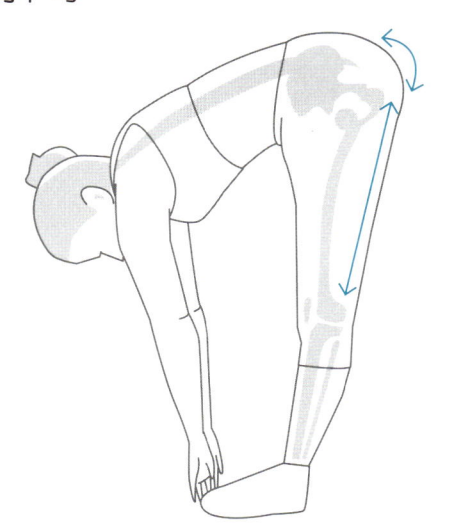

錯誤前彎
膕旁肌僵緊，壓力會集中在脆弱的腰椎上。

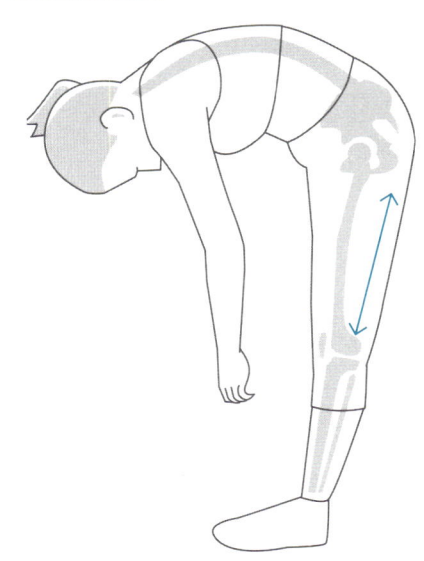

認識瑜伽入門先導之術

為了解決身體不平衡

身體不平衡的狀態，影響到我們的生活，最直接的不良反應就是產生病痛。然而，病痛是果，在病痛產生之後才去處理是非常棘手的。練習瑜伽的好處就在此，可以幫助我們發現身體哪裡不平衡，從而在練習的過程中，化解不平衡的狀態。

肌肉不平衡，是最常見也是涉及範圍最廣的問題，但所幸，肌肉不平衡也是最容易發現和解決的問題。許多人練習體位法會碰到挫折，就是因為沒有修復的概念，前彎做不好，就一直做前彎，後彎不好，就一直強化後彎的動作，讓肌肉張力不平衡的現象更嚴重。

以久坐不動的上班族為例（見右圖），臀部肌肉一直被拉長，呈現彈性疲乏的狀態，而大腿後側的肌肉因為長時間坐著，也沒有力量收縮。加上上半身駝背，胸部內縮，肩膀肌肉拉長，一旦要做弓式體位（見右頁上圖）時，突然要整個擴展胸部（胸大肌）讓肩膀肌肉（三角肌）向後延展，要將大腿後拉要用到臀部（臀大肌）和大腿後側肌肉（膕旁肌），就會產生困難。這就是發現自己肌肉不平衡的重要訊號。

許多人都能發現肌肉不平衡的現象，只是處理的方法錯了。特別是越勤奮的練習者，受的傷往往也越重。

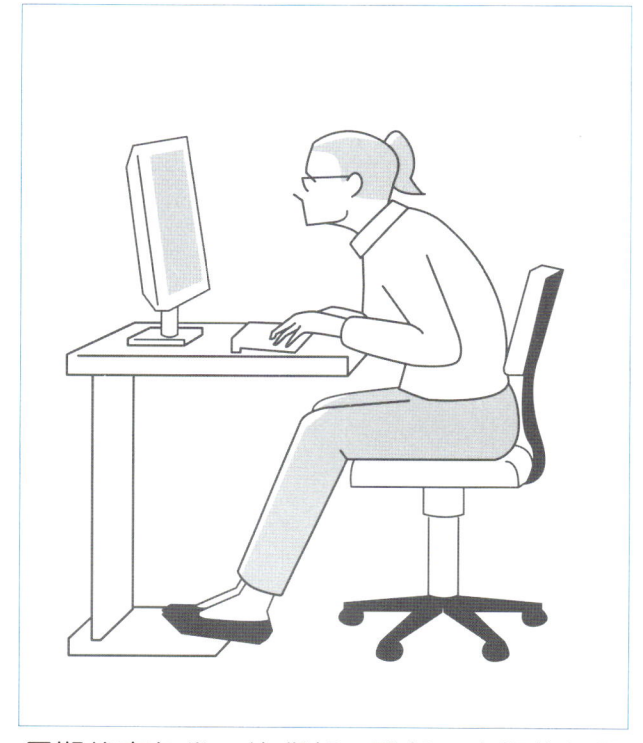

長期伏案久坐，使背部、臀部、大腿後側肌肉拉長鬆弛，失去彈性。

切勿心急奮勇操練，應該先把不平衡的肌肉先安頓好，個別處理反向肌肉，能和諧運作時，再融合成一個體位。

認識肌肉的收放與彈性

正常情況下，人體肌肉是以平衡的方式在運作，當一組肌肉使力收縮，另一組肌肉就要配合放鬆。例如手臂彎曲時，內側的肱二頭肌收縮，外側的肱三頭肌要配合伸展。反之手臂伸直時，這次就換手臂外側的肱三頭肌收縮，內側的肱二頭肌伸展。收縮的肌肉叫主動肌，伸展的肌肉叫拮抗肌，兩兩成對，一陰一陽，共同創造一個關節動作。

健康而平衡的肌肉，該是軟Q充滿彈性，兼具柔軟度和肌力。柔軟度佳，肌肉纖維才有辦法延展開來，不會限縮肢體活動的範圍；肌力充足，肌肉才有辦法收縮使力，帶動關節運動，並發揮支撐和保護骨骼的功能。

不少人天生柔軟度佳，可惜多半肌力不足。至於平時有運動習慣的運動愛好者，因頻繁使用特定部位，有時單從外觀便可看出身體發展不平衡，某些部位格外粗壯、發達，肌肉堅硬如石，不易延展。避免偏頗的鍛鍊，應該柔軟度和肌力兩者並重，才能擁有伸縮自如的平衡肌肉。

從本書搭配的DVD來做，便能引導大家

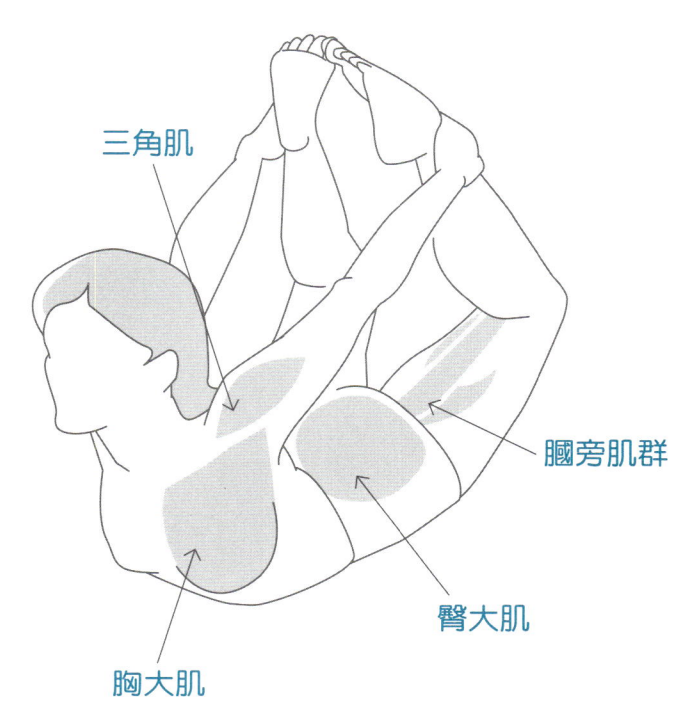

弓式可以反向開展長期久坐而僵化的肌肉，切記緩和進行才不會受傷。

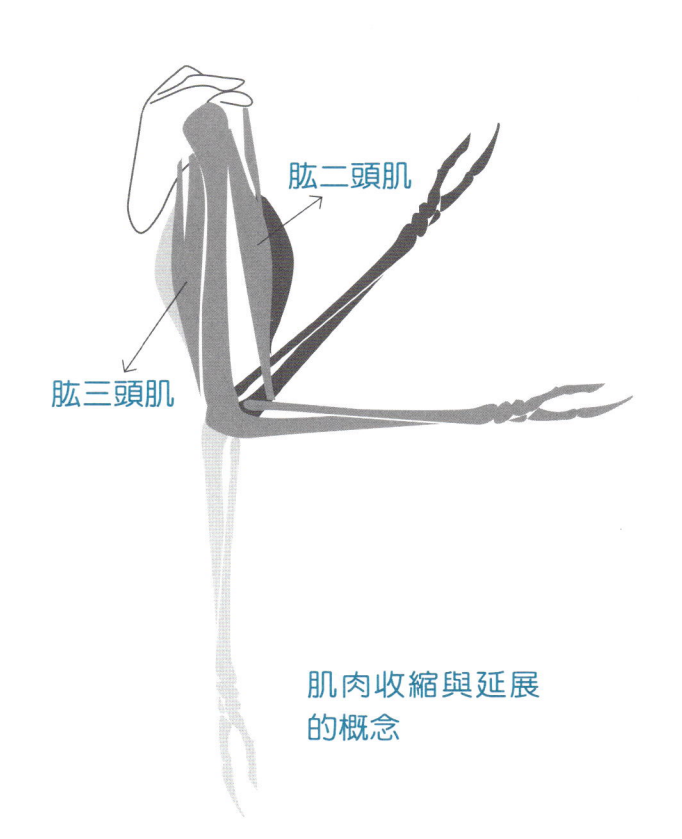

肌肉收縮與延展的概念

安全地藉由關節與關節的連結,把僵緊的肌肉舒展開來,恢復柔軟度,之後再透過溫和的鍛鍊,逐步提升肌肉力量,讓肌肉回到平衡的狀態。

肌肉平衡在於對稱鍛鍊

無論做何種練習,切記保持左右對稱、前後平衡。有些人覺得自己後彎做不好,就拚命練後彎,好不容易練成了,卻發現自己前彎退步了,這就是我們密集鍛鍊後彎,背肌就得一直用力收縮,經年累月下來,背肌過度緊實,反而不容易舒展開來。因此,每當做完一個後彎的動作,一定要再搭配一個前彎的動作,以平衡跟修復剛才因為後彎而緊縮的背肌,如此才構成一套完整的練習。

如果忽略對稱和修復的功夫,就會影響骨骼發展。舉例來說,人體是透過腹肌和背肌來維持脊椎直立。腹背力量均等,脊椎才能維持正常的 S 型曲線,腹背力量不均,一鬆一緊,脊椎便往緊縮的那一側偏斜,難以保持正中。

從身體的七大關節著手

認識了肌肉平衡的概念,我們也要了解關節所扮演的角色。肌肉衰弱退化,最直接的影響就是關節病變。肌肉缺乏力量,就無法支撐跟保護關節,加速骨頭之間的軟骨磨損,退化性關節炎即是一例。而肌肉延展性變差,連帶限制了關節活動的角度,最典型的例子是冰凍肩。關節功能喪失,身體被迫啟動代償機制,導致姿勢更加不良,肌肉緊繃的情況越形惡化,形成一個惡性循環。

肩關節和髖關節要靈活

在人體七大關節之中,肩關節和髖關節是轉動幅度最大、也最靈活的關節。肩關節銜接軀幹與上肢,髖關節銜接軀幹與下肢,只要這兩部位靈活了,便可帶動身體

七大關節失衡的危險

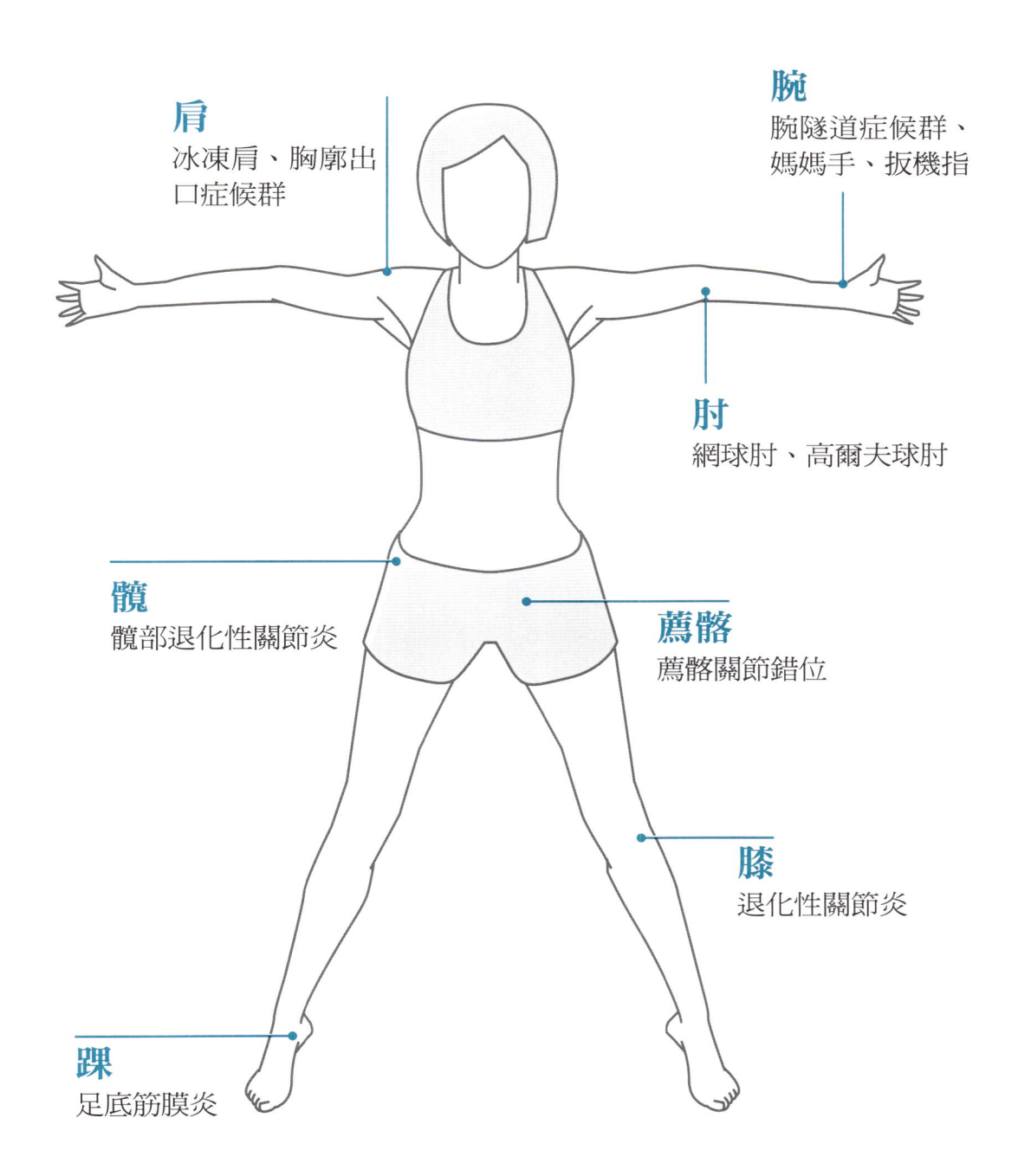

肩
冰凍肩、胸廓出口症候群

腕
腕隧道症候群、媽媽手、扳機指

肘
網球肘、高爾夫球肘

髖
髖部退化性關節炎

薦髂
薦髂關節錯位

膝
退化性關節炎

踝
足底筋膜炎

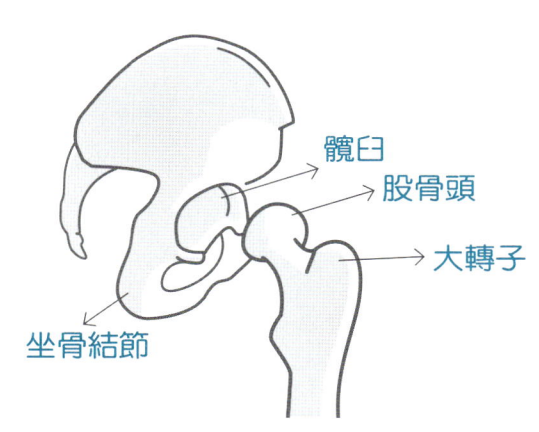

全身承載重量最大的髖關節　　　　　　　　　　全身最靈活的肩關節

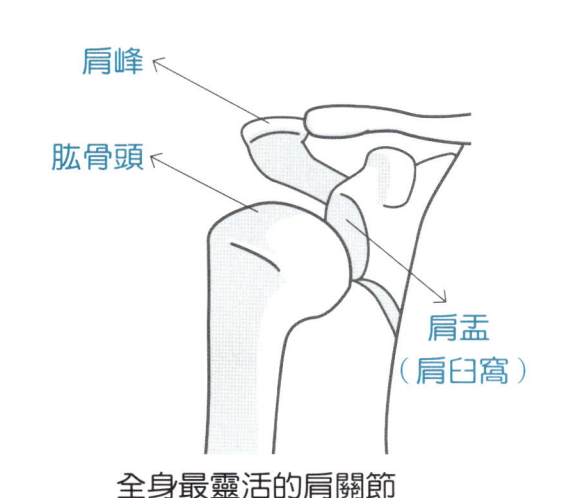

做出各式各樣的動作。

　　肩關節和髖關節皆屬球窩關節。球窩關節的構造，顧名思義就像一顆球嵌進凹形窩槽內，周圍由強韌的韌帶和關節囊固定，最外層還有大塊的肌肉和肌腱保護，以強化關節的穩定性。

　　髖關節是承載重量最大的關節，由股骨頭和髖臼所構成。髖臼窩深，幾乎將整個股骨半球包覆住，以提高承重的穩定性。

　　相較之下，肩關節是人體最靈活的關節，肩盂（肩臼窩）淺，以創造運動的靈活度，因此，肩關節可做出比髖關節更細膩、更複雜的動作。不過，正因為活動度大，穩定度相對來說也最差，必須靠關節囊（管狀結構）及一組韌帶、肌肉與肌腱加以固定。

　　全身共有四個球窩關節，包含左右肩關節與左右髖關節。每一個球窩關節皆由好幾組肌肉群（主動肌和拮抗肌）共同調控。當每一組肌肉群的力量均等，球窩關節才能表現出正常的功能，假使肌力不均等，傷害的風險就會明顯升高。

脆弱的腕、髖、脊椎

　　而在人體七大關節之中，脊椎（腰椎）、髖關節（大轉子）、腕關節是最容易因為骨質疏鬆症而造成骨折的部位。可是我們在練習瑜伽體位法，又常常仰賴這三部

位支撐。比如做平板式，要用腕關節支撐身體重量；做樹式、飛鳥式，力量會集中在髖關節；練駱駝式或弓式，脊椎後彎，稍有閃失，很容易造成壓迫性骨折。

既然腕、髖、脊椎如此脆弱易斷，我們是不是應該少動，降低受傷的風險？其實不然，因為害怕骨折而停止運動，反而加速骨質流失的速度。真正的解決之道應是把周圍的力量激發出來：關節周邊的肌肉一塊一塊拉開，鍛鍊好，提高柔軟度和肌力，如此才能真正保護關節，分攤關節所承受的壓力。

增加骨本最好的方法

骨質疏鬆症是一種常見的骨頭代謝性疾病，成年人自30歲開始，骨質會以每年約0.5%至1%的速度流失；女性停經之後，雌激素濃度降低，骨質流失的速度更快。許多研究顯示，骨質疏鬆症不再是「婦女的疾病」，男性到了65歲，骨質流失速度與女性相當。

增加骨本的方式很多，最重要的一項就是適度而平衡的運動。運動不僅可鍛鍊肌力，改善身體平衡感，而且在運動時，骨骼受力增加，可刺激造骨細胞活躍，提高骨質密度。

重新看待體位法

修習瑜伽，躺姿是最輕鬆也最安全的入門途徑，因為躺姿可以減輕脊椎的負擔，增加身體接觸地板的面積（著力點多），以減少因肌肉無力而重心不穩所導致的跌傷、扭傷、摔傷，使身體在穩固的基礎上練習。等到核心肌群鍛鍊好，身體協調性培養起來了，再慢慢坐起身，依序進入坐、跪、趴、站，一步一步縮小身體接觸地板的面積，提高動作挑戰性。

腰椎的負擔比你想像中還要大

人體坐在椅子上看似輕鬆，不過根據科學研究，這時腰椎所承受的壓力是站立時

的 1.5 倍。也就是說，除非身體平躺，否則腰椎整天被上半身的重量擠壓著，幾乎沒有喘息的時間。所以，先導之術引導初學者從躺姿開始練習，就是為了增加身體跟地板接觸的面積，減輕腰椎的負擔。

同時，腰椎也是最容易發生運動傷害的部位。現代人核心肌群普遍衰弱無力，腰椎在缺乏保護的情況下，動作稍微大一點就受傷了，輕則肌肉韌帶挫傷（俗稱閃到腰），重則腰椎滑脫。因此身體平躺在地，除了可安撫脆弱又疲憊的腰椎外，更重要的是要鍛鍊核心肌群。核心肌群強而有力，結實不鬆垮，脊椎彷彿套上了一件天然防護衣，自然平直挺拔，不容易受傷。

除了安全考量外，平躺練習也是最輕鬆、最穩固、最省力的方式。我在此要特別提醒當年憑著一股衝勁創造經濟奇蹟的嬰兒潮世代，放輕鬆才是這套功法的根本精神，千萬別用打天下的蠻勁練瑜伽，因為你越用力，身體就越緊繃，身體一緊繃，血液循環就變差，反而無法分解掉乳酸等代謝物，伸展跟修復的效果大打折扣。所以練習時，請放掉不必要的力量，身體越鬆，成效越好。

鍛鍊人體中軸點和核心肌群以避免運動傷害

骨盆是人體的中軸點，具有承上啟下的作用，也是蘊藏昆達利尼（Kundalini）能量的所在。從躺姿入門，不僅為了給腰椎最有力的支持和最完善的保護，更重要的是要鞏固身體中軸點和核心肌群。骨盆（中軸點）就像一部驅動馬達，這座平臺穩固了，才能啟動正向的連鎖效應，往下帶動雙腿（經過膝關節直到腳踝），往上支撐背部（經由脊椎、胸廓、肩關節直到頸部）。

核心肌群是個總稱，涵蓋腹肌、背肌、臀肌、骨盆底肌群，作用是「維持脊椎穩定」。人體不管進行

昆達利尼的能量

古代瑜伽行者認為每個人體內都儲存一股強大能量，這股能量就叫昆達利尼，猶如一條沉睡的蛇，盤捲在脊椎底部。修習瑜伽就是為了把這股沉睡的儲備能量喚醒，提升至頂輪。

任何動作，走路、跑步、吃東西、打噴涕、運動等等，第一個會動用到的肌群就是核心肌群。核心肌群缺乏彈性、衰弱無力、功能異常的人，日後罹患退化性病變（例如骨刺、椎間狹窄、坐骨神經痛等）的機率，就比一般人還要高。

所幸，核心肌群是可以鍛鍊的。核心肌群結實有彈性，才能穩定脊椎，確保彎腰、運動、搬移重物的動作不會造成脊椎的不良移動或滑脫，也可以大大減輕椎間盤的壓力。

大地就是最好的輔助工具

地板是瑜伽初學者最值得信賴的倚靠。重心不穩，身體便很難放鬆，身體不放鬆，肌肉也就不容易舒展開來。不管你是初學者，或在學習過程中遭遇難以突破的瓶頸，請善用地板這項資源，增加著力點，擴大身體接觸地板的面積。

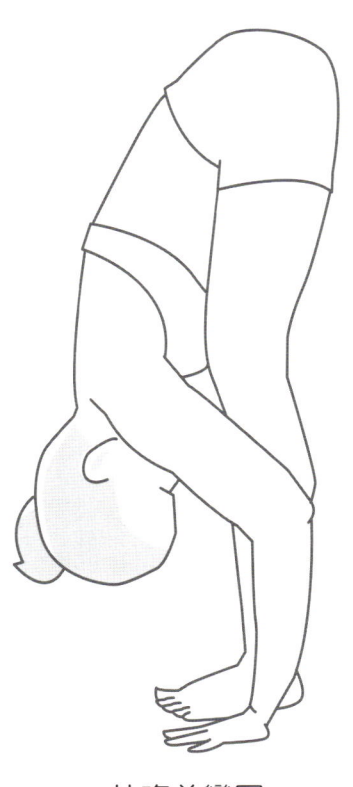

每當遇到一個自己做不到的動作或感覺太吃力的時候，不妨試著從一個更輕鬆的角度切入。以站姿前彎圖為例，若你覺得練習始終沒有進步，身體怎麼彎都彎不下去，何不把站姿前彎轉個九十度，換成著力點更多、更輕鬆的坐姿前彎？若是坐姿前彎還是有困難，那麼就再轉個一百八十

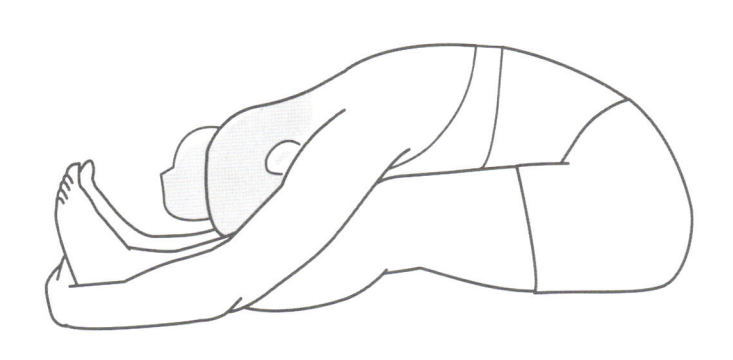

站姿前彎圖　　　　　　　坐姿前彎圖

度，用上半身平躺在地的犁鋤式，先延展大腿後側的肌肉。

仔細觀察這三個動作，你會發現延展的部位都一樣，皆可拉開背部和大腿後側的肌肉。唯一的差別在著力點多寡，著力點越多，重心越平穩，練習者就越能專心享受伸展的舒暢和喜悅。

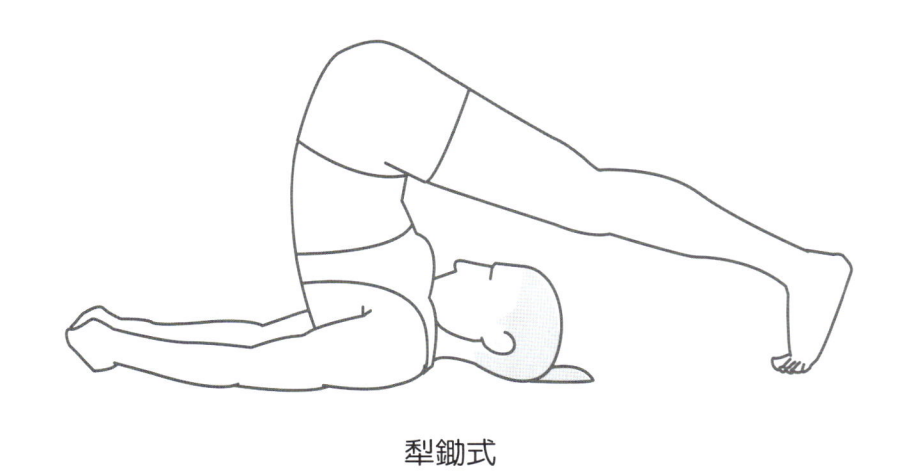

犁鋤式

再如練習手撐跪姿（貓式），腕關節得承受身體一半重量，這對一個罹患腕隧道症候群或輕度骨質疏鬆症的人來說，非常危險。碰到這種情形，請改採肘撐跪姿，如此一來，支撐面積便從一個手掌擴大到整隻前臂骨（橈骨和尺骨）。著力點變大，不僅可減輕手腕壓力，身體也會更加穩固。

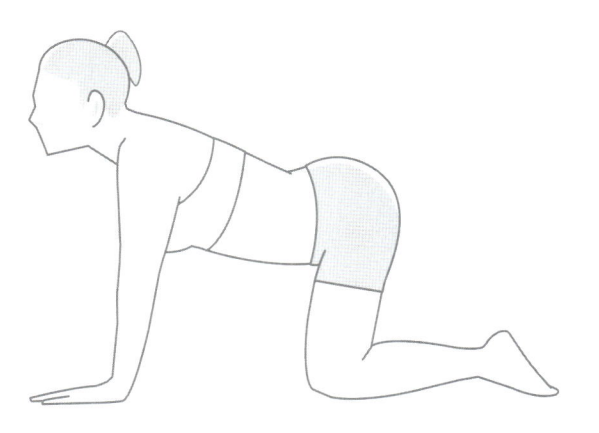

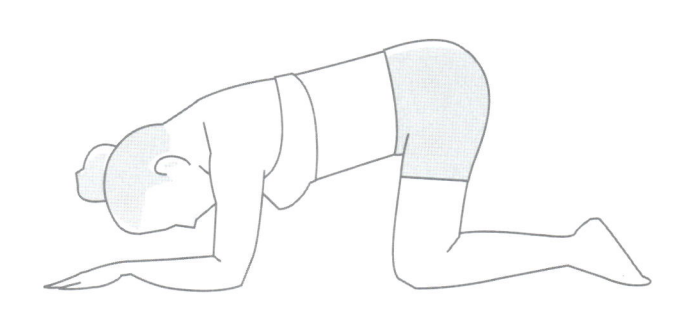

支撐面積只有手掌　　　　　　　支撐面擴大到整個前臂

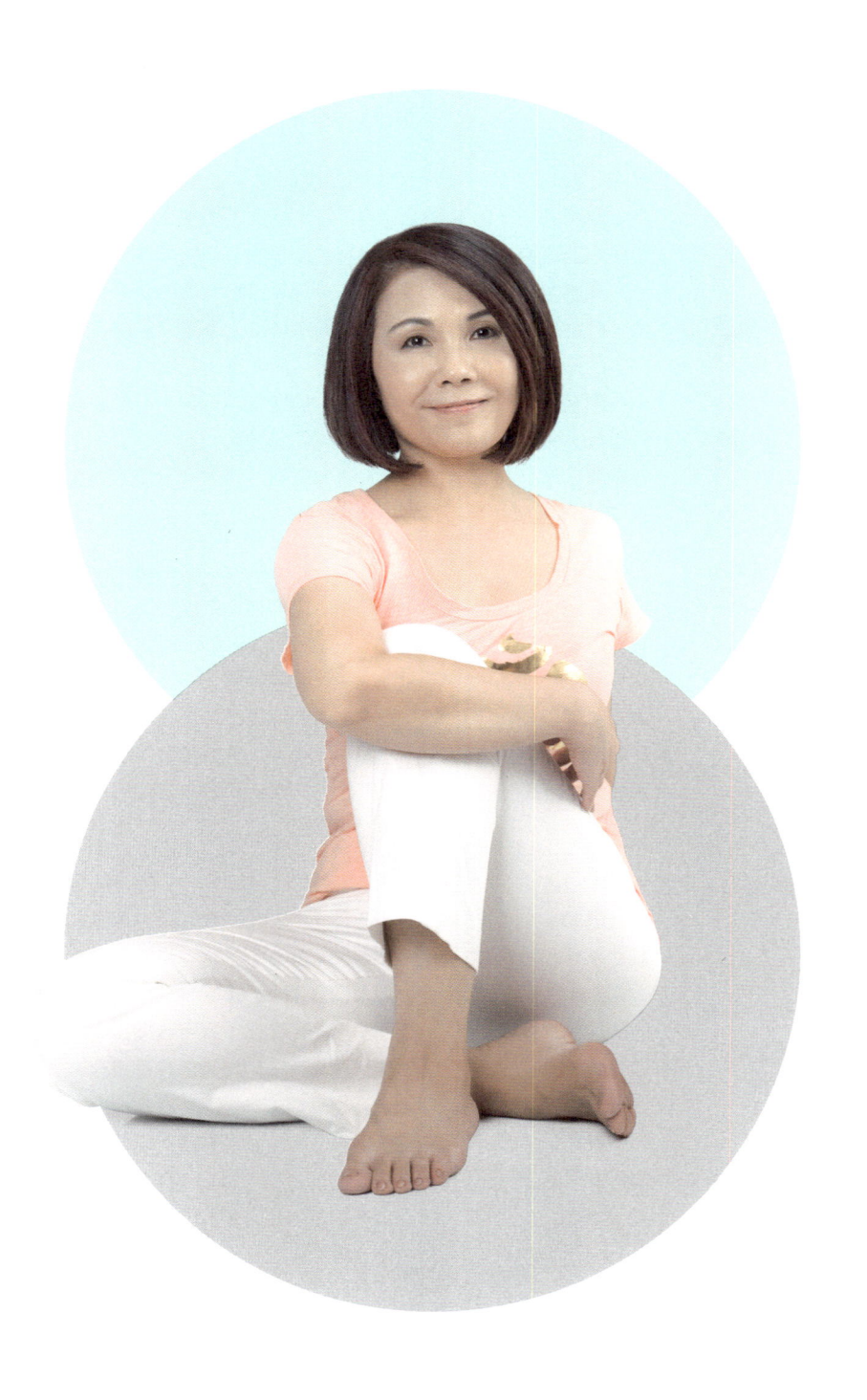

瑜伽入門
先導之術

佘雪紅 著

定價 380 元　隨書附贈 120 分鐘 DVD
讀書共和國 大家出版
全台各大網路與實體書店均售

學員練習心得

感謝這 51 位學員們多年來的參與、支持和肯定,讓瑜伽入門先導之術能夠繼續與更多人分享!

歡迎各界蒞臨指教
美的瑜珈 · 佘雪紅工作坊
台北市中山區復興北路 62 號 5F
02-2752-0073

顧和愛護，實在是太幸福了！老師，感謝您！

蔡幸芬　　　　　　　　　　　　退休　　57歲

當我從緊張、忙碌的上班族生活中退休後，一時還不知道該如何讓自己放慢生活的步伐，每天還是急急忙忙的，直到上了佘雪紅老師在國父紀念館開的硬梆梆族瑜伽課。上課前女兒擔心地叮嚀再三：不要逞強、做不到的體位就不要勉強，做自己就好，才不會拉傷，不是人人都可以和老師一樣。很慶幸的上到佘老師的課，女兒也不擔心了，佘老師用她的愛心、耐心、細心的循序漸進式的教導每一個動作，體貼的依照當天學員上課的狀況而調整動作，並不要求人人都要到位。上了瑜伽課，讓我受益良多，除了維持良好體態，也學會了放鬆、慢活，和自己的身心靈互動，也更加的愛自己。

蔡琬婷　　　　　　　　　　　　商　　31歲

沒有毅力運動的我，身體常有僵硬痠痛的毛病，和佘老師學習瑜伽後，柔軟度提升，筋骨也較活絡。老師不會強迫我一定要做多標準的動作，而是依我能伸展的程度協助我，雖然當下可能會痠疼，但上完課後通體舒暢。老師常鼓勵我們「還可以更好」，佘老師的瑜伽讓我更積極面對生活。

蔡濱如　　　　　　　　　　　　教師　　37歲

佘老師的瑜伽課引導我意識身體的感受並和身體對話，每個脈絡清楚的瑜伽動作都強調愛的流動，並依個別差異調整動作的伸展性。每次課程結束，都覺得全身細胞重新得到活力，身的舒暢、心的洗滌、靈的提升，讓我每週都很期待上課、每月都祈禱能繼續報名，感恩老師為我們延後退休。

鄭可依　　　　　　　　　　　　自由業　　33歲

拿到瑜伽師資之後，反而很焦慮，我想要教學，卻又自覺不足，在恐懼、害怕、猶豫的夾擊之下，不斷地北上上課，越上越難過，因為我不知道自己的問題在哪。我只知道自己有很大的問題，卻苦練也不得其解。結果是：拚命地想要鍛鍊自己，很「用力」地上課。於是我在最焦慮的時候，鼓起勇氣請教學姐是怎麼走過來的，學姐語重心長地說：「學功法，不如學老師怎麼做人。」這句話真的是當頭棒喝呀！老師總是說：「給需要，而不是給想要，如果可以就多給，不行怎麼辦？就這樣而已嗎？當然不，還有其他的方法。」再回想自己學瑜伽的初心，是為了要讓來向自己學習的人都能夠有健康的身體、保持身、心平衡。那麼，要如何當一個老師？老師的定義又是什麼？老師問我：「你在你的學員身上看到了什麼？」我看到了背僵硬、手抬不起來、腰挺不直、肩不能轉，並進而思考在這樣的狀態下，我能為她做什麼？原來，老師是一個媒介的角色，將瑜伽簡化成學員能做的到的方式去教，用心觀察學員的身體狀況一點一點的教，不要急著把學員變成什麼，給彼此、給身體一點時間與空間去塑造。帶著感同身受的心，透過學員身體的反應，了解學員的身心是否有連結，身體能夠承載多少，進而檢討自己的引導是不是最恰當的，再從中修正自己的教學方法與模式。

盧玲芬　　　　　　　　台北市國中教師退休　　57歲

俗話說擒賊先擒王，現代人的文明病也是要先把賊王揪出來，賊王順服江山就是你的啦！佘老師的瑜伽基本功法就是如此，上班族無論久站或久坐，下背肌肉群總是承擔一天的所有身體力量，腰痠背痛是通病，佘老師每堂課一定要有先遣部隊打通進攻路線，先遣部隊的進攻路線就是佘老師匯整出來的瑜伽先導術，打通下背之後，順勢往上延展背肌，解除肩頸緊繃。往下打通四肢經絡，加速氣血通暢，當然進攻的目標，佘老師會依因學員不同的身體需求，提供專屬的調整戰略，這是最安全又最有人性的瑜伽課程，也是讓我持續15年跟著老師學習最主要的吸引力！

蕭淑雯　　　　　　　　　華碩技術文件部　　45歲

每週最期待的就是週一跟週五中午雪紅老師的瑜伽課了，每次做完都感覺很輕鬆、很放鬆、很舒服。瑜伽課可以幫助拉鬆平日跑步繃緊的腿筋，而且，雪紅老師會一一矯正我們的姿勢，關心動作姿勢是否正確，也會解說目前正在拉的是哪一段筋骨，避免我們姿勢錯誤。練瑜伽，就好像做了深層的按摩一樣舒服，有時間的話，我還真想每天都練瑜伽啊！

謝明華　　　　　　　　台北市民生國中退休教師　　55歲

今天我被這樣一句話打動：「我們真正應該在乎的是，如何在有限的生命中，活得像自己。」在佘老師的課堂中，我學習並享受和自己在一起。老師總是溫柔而堅定地提醒我們：「和自己的身體對話，不一定要成為什麼，重要的是過程。」這些話總能在我徬徨時給我方向與安心感！最近我懂得老師常要我們對身體說謝謝的意義了！以前我總是在意身體無法做出的瑜伽動作，其實我的身體好棒好棒！她默默完成許多的瑜伽動作，我真的該謝謝自己的身體，因為這一切並不是理所當然的！

寶蓮　　　　　　　　　　　　教職退休　　61歲

感謝老師帶領我進入瑜伽世界！二十年教職生涯的壓力使我總是神經緊繃，肩頸僵硬，加上缺乏運動，生活品質變得很差，經常腰痠背痛。接觸瑜伽之後，藉由一次次上課時老師的示範動作與細心引導，並為我們一一調整姿勢，讓我慢慢學會和自己的身體對話，學會自在放鬆。腰痠背痛的毛病，也不藥而癒！中間曾經因為忙碌而中斷一陣子，病痛就找上門，最後決定乖乖準時上瑜伽課，因為堅持保健才是明智的選擇。因此，現在能夠身體健康、心情愉快地享受退休生活。感謝老師！教我體會瑜伽的美好。

（以上心得以姓氏筆劃排列）

曾柏郡　　　　　　　　　　　　　餐飲業　33歲

跟著佘老師學到的不只是瑜伽，還包含了人生的哲學。老師總把寶貴的人生經驗跟我們分享，為我們解答生活上的煩惱，就好像我的第二個媽媽一樣關心我們。學員那麼多，老師也還是記住每個人的名字跟故事，總為每個人調整出適合她的姿勢。不僅用心在瑜伽動作上，也很用心在跟各位學員交流。佘老師的瑜伽教室有著其他連鎖瑜伽中心都提供不了的溫馨。老師謝謝您！

曾寶甄　　　　　　　　　　　　　瑜伽教師　48歲

十多年前，猶記得當初在事業、家庭兩頭燒身心都疲憊的狀況下，針灸、按摩都無法停止身體的痠痛，瑜伽的初體驗讓我認識佘老師。一週一堂，短時間內卻已使身體痠痛緊繃減少，體態也變美了。佘式瑜伽就這樣吸引著我，隨著老師基本功法扎根，體會身體會說話的感覺，神奇的是心也變柔軟，當然人也就變更漂亮有自信了，佘老師不只是瑜伽啟蒙老師，更是我的善知識。

黃葉芳菊　　　　　　　　　　　　台大藥師退休　66歲

老化是生命的過程，如何延緩老化保持年輕健康的輕盈體態，我選擇瑜伽來保養（自己）保健。佘老師有著專業護理師的基礎醫學，加上多年瑜伽深厚的功法，教學起來格外輕鬆，也很愉快地將初學的硬梆梆族帶到柔軟可平衡的程度。老師上課採用多元教材來鼓勵學習，瑜伽帶、瑜伽棍、雙人瑜伽等等也活潑生動、簡易上手。最大收穫就是改善了我緊張易聳肩和多年彎腰駝背的壞習慣。從呼吸、抬頭挺胸、保持背部平直、到擴胸伸展、仰臥扭轉，和核心肌群的訓練來強化筋骨關節，這些看似簡單卻效果奇佳的基本功法，不必苦練，都是在不知不覺中學習完成。很高興老師將出第三本書來分享，我們獻上最誠摯的祝福，謝謝老師。

楊淑媛　　　　　　　　　　　　　公務員　56歲

佘老師是我前瑜伽老師的老師，佘老師看中我、器重我，我成了頗有年紀的師資，在這個團體中享受愛也學著愛自己，實踐著老師所說：「懂得愛自己，才有能力給別人愛。」跟著佘老師如實老實地精進瑜伽，除了養成一種習慣來雕塑身體外形，同時修養自己內在心靈，使我現在內外兼修，身材勻稱凹凸有緻，身心靈平衡。

廖秋香　　　　　　　　　　　　　自由業　41歲

在學習瑜伽道路上，何其幸運能遇到啟蒙的佘老師！在老師的教導下，深深體會到基本功法的奧妙，可深可淺，可難可易，變化無窮，並能根據每個人的身體狀況量身打造其適合的瑜伽，幫助每個人把身心狀況調整到最佳狀態。老師讓我深刻明瞭瑜伽首重於「身、心、靈」的涵養，同時要「用對方法，做對瑜伽」，不必與人比較。強調高難度瑜伽動作，無形中反而造成身體沉重的負擔。應是內觀地與自己身體對話，用心觀照自己身體的狀況，從開始到還原每一項瑜伽動作，必須量力而為。每次上完課後，感覺整個身心好舒暢、充滿幸福能量，我想這才是瑜伽真正的意涵，也是老師希望能分享給每個人充滿愛心與正面能量的瑜伽。我感恩也期許日後能將老師愛的種子與正面能量散布給更多人！

劉徐瑋玲　　　　　　華經資訊，中國電子公司前董事長　56歲

我是個四體不勤、五穀不分的人，因為想到人要健康才能快樂享受老年生活，抱著姑且一試的心情學起瑜伽。很幸運受教於佘老師，她教學認真，把深奧的瑜伽以淺顯易懂的說理、循序漸進的方式導引，讓我練習覺察自己身體所要傳達的訊息。我覺得自己現在身體比起學瑜伽前，明顯較活動自如。這一切都要感謝佘老師對我這個不勤學又沒有慧根的學生始終如一地耐心指導。

劉鳳容　　　　　　　　　　中鼎工程財務副理　42歲

有了三個小孩之後，雖然工作家庭兩頭燒，但每週五的瑜伽課我再怎麼忙也堅持一定要去！因為佘老師可以在一個半小時內，釋放我全身的緊繃與痠痛！我是一個筋骨很緊的人，再加上生雙胞胎時動過大手術，如果不是佘老師這種「量身訂作」的瑜伽功法，我大概也撐不下去。特別是透過老師的雙人瑜伽，竟然強化了我和家裡三個寶貝的親子互動呦～

劉靜君　　　　　　　　　　　　　幼教　49歲

從單純想運動一下，到現今迷戀上瑜伽，和先生一起跟老師學習也近3年了，在每堂課程中，佘老師對學生的愛在紮實的基本功法中展露無遺，在無傷害的運動原則提點下，讓我的身體感受自在、舒服，輕鬆地享受瑜伽，不知不覺地使我的身體更加健康，身形更加精實。老師上課時的生活分享，引領我們去察覺生活中各個角落的實相，告訴我們如何從身體開始學習愛，與自己對話，每次上課都如同做了一次身心靈SPA。提筆至此，內心湧起莫大的滿足與感恩，NAMASTE！

蔡佳劭　　　　　　　　　　　　　教職　52歲

每週三是我期待的日子，因為我要上瑜伽課。我跟著佘老師學瑜伽已經十幾年了！期間有一年中斷，上別的老師的課，但還是覺得佘老師的課好。老師因為有護理方面的經驗和知識背景，她教我們的動作都是循序漸進，不會讓我們有運動傷害。上完課後，通體舒暢，晚上特別好睡。老師上課採『因材施教』，會根據我們的身體狀況來調整姿勢，並順勢加強一下最需要關注的部位，真是VIP級的待遇。老師不只教我們做瑜伽，也會跟我們分享親職教育、人生、修行等道理。聽著老師溫暖人心的聲音，我彷彿被帶領到另一個世界，專注在呼吸，專注和自己身體的對話。最後還是要感恩能被佘老師教到的緣分和福氣，因為平日我當導師、母親或女兒，都是在照顧別人，只有在上老師的課時，我感受到被老師照

林澗鷴　　　　三軍總醫院護理師　　61歲

佘雪紅是我護專的同班同學，學生時期我們倆可以說是水火不容的關係。有一次的同學會上，得知她成為瑜伽老師，也沒特別留意，直到52歲時，有一天左手突然刺痛到舉不起來，大家都說這是50肩，於是想藉由瑜伽來改善，就這樣闖進了「美的瑜伽」。她總教我們「慢慢來」「不要急」，看似不起眼，在她的解說與指導下，竟也真的好轉。課堂上，她從來不提拜日式、新月式、英雄式，說來有趣，這些瑜伽用語是我在一年多後才聽到的。每次跟著做，接受她的姿勢調整，身體就「舒爽」了，直到多年後的今天，我才明白這些不起眼的動作，是她結合護理專業與瑜伽精髓所獨創的基本功法，加了滿滿的用心與十足的愛。熟悉這套「基本功法」的幫助之大，不僅減輕了身體的痛苦，更讓我感受到不一樣的溫暖，原來瑜伽就是要這樣做！現在我都喊她「佘老師」了，也感恩她不計前嫌幫助我走出了硬梆梆的身體牢籠。

江淑鈴　　　　台北市民生國中退休教師　　56歲

退休後，我跟著同事的腳步走進了瑜伽世界。長年工作累積的緊繃壓力，全身硬梆梆，上起課來，戰戰兢兢手腳頗不協調。幸好雪紅老師不厭其煩地引領，我慢慢抓到了節奏，開始學會和自己的身體對話。於是，身體越來越柔軟，脾氣越來越溫和，人也年輕了不少，可說是獲益良多。至今第6年了，我仍跟著佘老師學習，未曾間斷。在瑜伽課中，我不但能全身放鬆，盡情舒展，甚至還能滌除負面能量，使自己往正向提升。有如此驚人的效果總讓我想起老師的話：「感謝自己有智慧並堅持來參與這個活動。」可不是嗎？感謝我選擇了正確的瑜伽課，為自己的退休生活開啟健康之門。

王志超　　　　華碩電腦　　57歲

我今年57歲，3年前發現肩頸痠痛難耐。右手手指麻痺，醫師診斷為頸椎長骨刺壓迫到神經，除了吃藥還要長期復健、熱敷、電療、拉脖子至少要半年。經過半年認真復健確實有改善，可是骨刺仍隨時會復發。果然，半年後再度復發，而且嚴重到要吃止痛、消炎、安眠、肌肉鬆弛劑才能入眠，醫師宣告復健若不見改善可能要開刀治療。就在一邊困擾擔心一邊復健時，經由同事的幫忙，我參加了佘老師一位難求的瑜伽課。至今已上了2年課，最大的收穫就是不需要再去復健，雖然頸椎的骨刺還在，但已不再壓迫神經，不會痠痛痠麻了。我了解了長骨刺的原因，平時謹記保持正確坐姿，並且強化各肌群的訓練，終於解決頸椎問題，連長期的脊椎側彎都在不知不覺中矯正。以前練習瑜伽，為了做到各種體位姿勢，都是用很大的力量去完成，反而全身肌肉僵緊，適得其反。佘老師讓我學會如何跟自己的身體對話，並懂得收放，現在更會思考做動作的目的與功效，所以每次上完瑜伽課總是感覺身心舒暢。現在參加馬拉松、鐵人三項、爬百岳，無形中都會運用到瑜伽學到的各種技巧，不僅讓我更輕鬆、得心應手，也讓我變得更年輕、更健康、更快樂。

朱勝美　　　　教職退休行政人員　　62歲

老師是我瑜伽的啟蒙老師，學習期間除中斷一小段時間外，跟隨老師學習已有十多年。我因嚴重的脊椎側彎而無法仰睡的困擾已完全改善，肩膀左右高低的毛病亦有改正，僵硬的身體柔軟度變好，以前無法完成的動作，現在也大致可做到位。感恩老師善護學生，非常有愛心與耐心地指導矯正動作，讓我們領受到瑜伽的真善美，傾聽身體的聲音，達到身心靈合一的境界，感謝老師！瑜伽已成為我生命中的好朋友！

何如珊　　　　科技業　　50歲

我跟佘老師的緣是在華碩中午瑜伽社團開始的。一開始純粹是想讓我這個電腦族的肩頸痠痛獲得改善。老師的指導沒有太艱深的技巧，只是透過簡單的肢體動作一步步告訴我們放鬆了哪些肌肉、可以改善哪些問題。神奇的事情發生了，一週一次的課程居然讓我舒服一整個禮拜，於是好奇地參加師資班，更理解到老師從根本處掌握了身體骨骼肌肉的運作原理，所以可以隨心所欲的變化動作（已經到了出神入化的境界啦）。5年來隨著老師帶領自我靈性的成長，上課時總有滿滿的愛，自然而輕柔的流串在整個教室，不分男女老少，幾個教授級的男同事也能持續上2、3年以上，就知道老師的功力修為如何了。^__^

李玉芬　　　　教職　　42歲

每次上完雪紅老師的瑜伽課總讓人覺得通體舒暢，充滿活力，不像某些運動做完後身體會感覺很辛苦勞累。雪紅老師採用循序漸進的方式引導學員，只要一步步跟著做，就可以做到在旁人眼裡看來是高難度的動作，即使是從來沒做過瑜伽的人也能很快進入狀況。雪紅老師對人體肌肉、關節的結構及關聯都很清楚，她所設計的瑜伽動作讓我們平常不用而日漸僵化的一些肌肉或關節能有機會活動、依序逐漸展開來，甚至能協助改善一些關節方面的問題。我個人的經驗是右肩關節莫名疼痛的情形便因此獲得改善。不知是因為上了年紀，還是每天用電腦的時間太久，約從2個月前開始，我的右肩關節在做脫衣服的動作時都會覺得疼痛，自己試著每天按摩肩膀、做一些活絡肩膀的運動，疼痛情形始終沒有改善。自從開始上雪紅老師的瑜伽課，就覺得脫衣服時右肩的疼痛感比較緩和，上了四次課之後，已幾乎不在有什麼疼痛感了，想來是瑜伽動作幫助我本已僵化的關節恢復了它該有的彈性，真是非常感謝！聽到雪紅老師要出書的消息，也很為她高興，希望有更多人像我一樣，藉著雪紅老師的瑜伽課，而讓身體更健康、更有活力！

李佩香　　　　台北長庚醫院人工生殖咨詢師退休　　56歲

歲月如梭，轉眼跟佘老師學習瑜伽應有20個年頭了，記得第一次拜訪佘老師，老師白天在醫療院所工作，晚上只是業

餘教學，當時的我體重可是相當有分量的 65 公斤，見了老師第一句話就問：「是否有機會調整我這虎背熊腰呢？」老師仔細打量我一會兒，便回答可試試，我是老師收的第一位學生呢！當時學生少，我非常幸福地接受老師一對一的指導，一週上 5 天，每次 1 小時，就這樣持之以恆，短短 2 個月我竟瘦了 12 公斤！後來因為搬家，與老師斷訊了約 15 年，直到有天再度偶遇，那時老師已是一位知名的專業瑜伽老師了。於是我決定往後的日子一定好好跟著老師。有段插曲想跟大家分享：2 年前的某個夜晚，回家途中被一輛超速的機車迎面撞上，傷得非常嚴重，左手腕與右膝蓋有嚴重的粉碎性骨折，前後開了三次刀。我沒找復健師協助復健，而是每天規律地花 3 個小時練習老師的基本功法，持之以恆練習了 6 個月，沒想到復健狀況卻進步神速，每每回診，我的骨科主治教授檢視我的復元情況，總是嘖嘖稱奇。2 年前才經歷嚴重骨折的我，不僅恢復了往日的健康，至今到了坐五望六的歲數，還是能跟正常人一樣隨心所欲地玩瑜伽，最最要感謝的，就是我生命中的貴人佘老師，老師我愛您！

李淑滿　　　　　　　　　　　　　　　　教職　　39 歲

很慶幸自己能和佘老師學習瑜伽這麼多年，每當上瑜伽課時，我的身心靈總是被老師滿滿的愛擁抱著，身體自在地得到健康，心靈充足的得到撫慰，這是何等的福氣。感謝老師一路上細心、耐心的教導，客製化的瑜伽教學，更讓我備感溫馨與被愛的感覺，謝謝老師，讓我的瑜伽旅程收穫滿溢！

林宜美　　　　　　淡水馬偕醫院病理科組長　　44 歲

工作的關係讓我的背腰變成標準的 C 形，完全打不直，加上坐骨神經痛麻不已，韻律舞上了兩年也不見身體好轉，正準備放棄之時，莫名奇妙上了一堂瑜伽課後眼睛亮了起來，原來瑜伽不錯呢！就是佘老師的瑜伽教室，從我走進去到現在已經 14 年，沒換過老師。而今，我有曲線、有腰身、還有翹屁股，也當了瑜伽老師。疼痛讓我與佘老師結下深厚的情緣，讓我賺到美滿幸福的婚姻，因為佘式瑜伽讓我身體和心連結，希望大家都有機會和佘老師結緣！

林亭羽　　　　　　黃明智建築師事務所設計師　　32 歲

佘老師時常掛在嘴上的「我們已在愛的道路上」被我視為一句美麗的咒語，開啟人體小宇宙的通道。藉著佘老師的基本功法，再配合人體肌肉的走向、相互間的關係，一步一步像是引導者般順著人體的道路帶領我循著正確的方向及位置，打開通往七大關節的大門，依序拜訪關照身體每一塊肌肉，讓我看見它們並滿足想要伸展想要放鬆的渴望，使身體再回到平衡舒服的狀態。在佘老師的課堂中這套功法總能配合著不同人的年齡、身體狀態、生活習慣甚至是不同的情感經驗，帶領大家依著適合自己的路徑走在愛的道路上，更讓我學習到對每個個體的尊重，能有一種專屬自己並融入生活的瑜伽方式真是幸福！

林淑惠　　　　　　　　新埔國中教師　　39 歲

第一次見到佘老師是在 10 年前的中山運動中心。那時，每個星期六總是聽到同事開心地說著：「上完佘老師的瑜伽課，身體多麼得輕鬆自在，一點也不覺得累。」我就猜想著：「這是真的嗎？」抱持著好奇心態，決定參加佘老師在中山運動中心開設的瑜伽課程。親身體驗後發現，原來瑜伽可以這麼好玩有趣。課堂上，跟隨老師的帶領，身體逐漸獲得舒展。一動一靜，一呼一吸之間，專注地感受身體的伸展，與自己的身體作連結。漸進式的瑜伽動作，減輕了腰痠背痛不適感。除了指導聲之外，耳邊也不時傳來老師親切地問候：「最近還好嗎？」「工作順利吧？！」平常所累積的煩躁、不滿等負面情緒，也因為老師的愛與關懷，獲得洗滌。整堂課下來，不只是身體感覺輕盈無比，就連心也充滿能量。佘老師的瑜伽就是這麼讓人著迷。

林雅珍　　　　　　美峰國際有限公司財務　　32 歲

非常幸運也非常開心可以跟著佘老師學瑜伽。謝謝佘老師可以照顧我們的身體，教導我們認識自己的身、心、靈。有次出遊採草莓閃到腰，覺得很丟臉而沒有說出口，卻很神奇地在三堂課後，不藥而癒。佘老師能夠從學生練習時的身體狀況，了解並化解我們的難言之隱，足見老師深厚的功力、對身體脈絡的了解，以及對學生的關心不遺餘力。現在成為佘老師的種子，得到老師細心灌溉及滿滿的愛，在愛與鞭子的權衡下，希望可以結成豐碩的果實。

祁華偉　　　　　　芙盛國際有限公司秘書　　46 歲

我 1996 年前從深圳嫁來臺灣生了兩個孩子，箇中滋味外人難以盡知！2005 年 3 月以來，跟著佘老師習瑜伽，在老師愛、平和、聯結的導引下，藉由改變自己擺脫負面對抗的力量，生活至此完全改觀，真是人生的良師！我把老師的觀念帶進職場和學會活動，從聆聽自己身體的聲音、從愛自己開始，再把愛與連結擴大出去的理念，造福更多的人群！感謝佘老師！如我在臺灣的母親！

邱巧寧　　　　　　　　司法部法官　　42 歲

20 多年前因為習慣性駝背，在親戚介紹下開始跟老師學瑜珈，當時年輕的我輕易地跟上老師教導的體位法，也懵懵懂懂地一邊上課一邊聽老師所說的人生道理。之後，一度因為從機車上摔下造成椎間盤凸出而中斷數年，後來又再回去上課。我斷斷續續學習，感受到老師越來越柔和慈愛的轉變。隨著年紀漸長，我不勤學又縱容自己，練習時常常捨不得多撐幾秒，筋骨也就慢慢僵緊，漸漸做不到老師的示範動作。這時反而特別能夠感受到老師針對柔軟度或身體狀況不同，而為學生調整到啟動相同肌群的方法。後來由於上課時段的關係，無意間「降級」改上初學班，這一改變，讓我在達成簡單的動作下多作停留、感受，第一次真真實實明白所謂瑜珈的身心合一、與自己身體對話的體悟，而歡心接受意外降

此輕鬆快樂，最重要的是身體都變好、身材也保持很好。於是我跟老公帶著嘗試的心走進佘老師的瑜伽教室，我才領悟到，瑜伽是生活觀照，讓我知道身體哪兒需要愛，也了解到不用學會瑜伽特技也能讓身體得以舒展。我心中那個幫身障兒媽媽們舒緩身體的心願油然而生，所以又參加佘老師師資班的培訓，從中更進一步認識到身體的結構，也體認到老師的功法真的讓我感受到做瑜伽真的不用這麼辛苦，更教我們如何愛自己，以進一步愛別人、幫助別人。從此，看到身障兒媽媽們，在課堂中身體得以舒展的快樂眼神，心中就有無限的欣慰，感謝老天，讓我遇到這麼棒的老師。

陳育倫　　　　　　　　　　　　　瑜伽教師　49歲

曾經從事電子業的我搞壞了身體，總想要伸展筋骨放鬆身心，跟著老師學瑜伽有10年了，有別於外面教室的不同，老師對於伸展筋骨、放鬆肌肉是非常重視的。課程中會將預防醫學的概念融入瑜伽中，舉個例子好了，若是你告訴老師今天落枕，課程中老師不會只叫你頭轉一轉，肩頸動一動，還會特別加強學生的手臂，因為脖子的肌肉群牽動的不只是肩頸，也含蓋了手臂，每塊肌肉都是互相連結連繫的。這也就是老師所強調「絕不可頭痛醫頭、腳痛醫腳」的概念，而是將瑜伽融入生活了！這也是為什麼上完老師的課有種通體舒暢的感覺。所以，你還在等什麼，一起跟著佘老師來做瑜伽、玩瑜伽、品味瑜伽。

陳金雲　　　　　和碩聯合科技瑜伽社週五班班長　44歲

記得2008年9月，同事無法參加瑜伽社而轉替給我，我就在此因緣際會下遇到佘老師。第一次上課的最後，老師以冥想導引的方式平穩地讓我放鬆、放下，那時的心靈感受特別強烈，我不知不覺流下感動的淚。上瑜伽怎麼可能如此感動？我無法言喻，卻是真真切切的感受。有時候，老師在調整動作的過程中，可以感受到我們身心靈充滿緊張不安的狀態，這時她會教導我們喚醒內心不自覺的擔心煩憂，然後適當地去理解、調整，而不是盲目壓抑。我才了解到，學瑜伽可以藉由身體去和諧內心狀態，再擴展到家庭互動，把愛傳給身邊的人，並為社會創造更多的安詳，如此深具意義。

陳春華　　　　　　　　　　　　　教職退休　64歲

十多年前，校內熱心的同事極力推薦佘老師來長安國中帶領剛成立的瑜伽班，我抱著姑且一試的心情參加，由於從未做過瑜伽，剛開始接觸時，就是依樣畫葫蘆，也不知動作姿勢是否到位，有時還手忙腳亂反應不過來，但也斷斷續續跟著同事一路走來，直到退休。佘老師有護理師的學養，知道各種動作姿勢帶動的筋骨脈絡，每次在調整各人的姿勢時，總是讓人覺得正中關鍵、通體舒暢。而心寬體胖的我常常無法達到老師要求的姿勢，但老師會適應個別差異，因材施教，讓我們變換不同的動作或借助輔助教具，同樣可達到一定的效果，讓我總是充滿成就感。此外老師也時常帶回海內外各種進階級修練的成果，上課時不吝於分享研修心得，讓我們身心靈都受益匪淺。非常感謝老師！

陳敏芬　　　　　　　　　　　　　家庭主婦　32歲

8年前經由同事介紹，展開了我的瑜伽學習之路。佘老師每個細節都毫不馬虎地指導我從基礎到進階、僵硬到柔軟，一點一滴慢慢進步，甚至是人生道理的體悟，都讓我收獲良多。4年前隨老公到東莞生活中中斷了練習，今年回台很幸運地在產後繼續跟著老師學習。老師的專業加上護理知識讓我能放心學習，老師也像我的心靈導師般，教我懂得如何去愛與連結一切，聽見自我內心的聲音，並學習到人生道路中的應對進退。謝謝老師，認識你讓我更懂得圓滿！

陳麗芬　　　　　　　　　　　　　瑜伽教師　36歲

8年前夫妻倆跟著一些朋友組成瑜伽班，自此愛上這項「運動」，經過幾年練習，受到啟蒙老師鼓勵支持，參加中華民國瑜伽協會師資培訓班，促成與人生導師佘老師的結緣。想起在協會第一次上老師的課，驚覺原來瑜伽並非我所以為是體位法高難度的呈現，而是觀照每一個面向的自己，以達到身心的平衡。由於不善與人溝通交往，成為瑜伽老師本來不是我的人生選項，接受培訓時總抱持「收集證照」的心態，而在體會了「輕鬆、安全、自由、在當下」的佘式瑜伽，才確立自己以此幫助更多人的志向。另一方面，力求完美的我，無法適應婚後角色變換，生活並不順意。外子腦下垂體瘤再次發病所幸手術後順利改善，但已然成為打擊經營婚姻意願之最後一根稻草。在拜讀老師第二本著作，看著封底上「我有一種忍辱負重的感覺，彷彿只要忍過這一時，就可以換得海闊天空的未來。」對！這正是我一直以來的感受。渴求幫助的我，迫不及待想從書中了解老師如何面對並解決問題，最後看到激動落淚不能自己，即便多年後的此刻，憶起當時仍莫名感動，我的人生終於看到曙光。這3年跟著老師修練，發現了過去不自覺傷害自己的身心舊傷。曾經全身肌肉張力不平均，只要靜靜站定就會前後左右搖晃，還有過去勉強做激烈的傳統體位法造成肩膀、腰、臀深層肌肉僵硬的運動傷害，透過老師的基本功法，從外圍肌肉一層層抽絲剝繭，以尊重自己身體狀態的程度舒展開來，才得以修復並重新鍛鍊，終於養成夢寐以求圓潤緊實而強健的體魄。然而，最受益的是受老師療癒的心，一路走來我所受到的扶持、鼓勵，讓我全然感受到被重視、被愛，也看見自己的特質並了解自己的貢獻，有了自信更加開朗。看著我的改變，外子和家人也都陸續加入這個大家庭，並且全力支持。課堂上的研習，老師耳提面命的從來不會是單一體位法的表現，而是依據學員需求變換教學內容。我從分享經驗中得到許多學員藉由這套功法受益的反饋，以及充滿智慧選擇繼續修練並有勇氣持之以恆去面對自己。這套如同孫悟空千變萬化的功法能以有系統又易懂的方式分享，實為不易，恭禧老師！

個瑜伽老師很厲害，朝聖般報名上課後，自此讓我離不開瑜伽也離不開佘老師。也讓我發現原來我是多麼的忽略自己的身體，跟著老師練瑜伽讓我體驗到自己可以不費吹灰之力的達成目標，原來每一個看似隨意的動作都是準備，當身體聽話了一切也都準備好了，願望隨手可得。

張鎮宇　　　　　　　　　　　　　　　　　　自由業　28歲

瑜伽，對我一個男士來說，原本只是個名詞。在與柏郡聊天中，常常聽到佘老師的事蹟，於是決定排出一個時間參加，才發現我當時的決定是正確的！不僅上課內容仔細，課程中簡單的對談和聊天，真的可以說在忙碌的一星期找到一個可以使身心都放鬆的好時光，也謝謝老師，簡單幾堂課讓我近年以來長時間工作造成的頸肩的痠痛就這樣消失！瑜伽，現在對我來說是個動詞，也是一個代表著心靈綠洲的代名詞。

曹語琴　　　　　　　　和碩聯合科技 行政總務　44歲

幾年前經同事介紹佘老師的瑜伽課程，看到老師對學員教學的堅持、動作的細緻、給學員的愛，讓當下的我深深感受到這就是我要的瑜伽。這幾年來，讓我體會到一位全方位的瑜伽老師必須要懂得觀察學員狀況與需求，在教學上要知道如何變通與調整。教學過程並不是死背動作就可交差了事，而是自己要清楚知道身體的每個脈絡與肌肉走向。在調整學員動作時，要讓學員清楚明白老師所拉的點在何處。最重要的是讓每一位學習瑜伽的學員，隨時可以感受到做瑜伽當下的幸福與愛的能量。成為全方位的瑜伽老師，必須先了解人體結構概要，七大關節的運作。要學會不疾不徐的「停」、不去比較的「看」、關切身體的「聽」。要清楚明白基本功法、五大方式、三大原則。學會觀察學員身體狀況，懂得循序漸進的引導。清楚知道運動傷害的嚴重性與預防，適度地伸展避免拉傷造成。為了將愛與幸福傳承出去，我也拿到了瑜伽師資證照。在瑜伽師資的培訓教學課程中，我也更清楚知道，瑜伽學的不只是體位法，在能量層、心靈層、心靈導向層也是非常重要，個人心態方面也要具備合一，每個層面學習才會是完整的瑜伽。「做中學、學中覺」是我目前體會最深的一句話。拿到師資證照只是起步，我未來我也會更精進持續進修。感恩宇宙給我們這空間與能量！也感恩老師將愛傳遞給我們！最後感恩我自己越來越清楚未來的方向！

許芳娟　　　　　　　　　　　　　　　　　　教職　46歲

自從跟隨老師學瑜伽，漸漸學會關注自己的身體，學習與人互動，學習放下，因為老師總是循序漸進，因材施教，只要相信，放心地交給老師帶領，不要硬ㄍㄧㄥ，就不會受傷。老師也會隨時關注學員的身心狀況，適時引導，讓人身心靈安住，充滿愉悅、感恩的氣氛，同時紓解一天的疲憊與壓力。老師是我身、心、靈的補劑，讓人感到安心、放心、交心。

許美莊　　　　　　　　　　　　　　　金融業退休　48歲

透過硬綁綁瑜伽課，我找到自己身體的痛和心的連結。喜歡爬大山百岳、在高山裡穿梭釋放心靈的我，知道身體的負荷是有極限的，痠痛的堆積是要用溫柔的伸展對待、心理的讚美和愛自己的療癒。老師教的每一個瑜伽動作都在創造肢體的小宇宙，一點點地拉開緊繃的肌肉群，深呼吸關照過不去的筋脈，內在的糾葛打開了，身心自然暢通、快樂。

許斯晴　　　　　　　　　　　　　　　　　　教職　38歲

接觸瑜伽近十年，跟隨過不少老師，但只有佘老師是我最推崇的瑜伽大師！瑜伽與其他運動不同之處乃在於瑜伽不僅重修身也兼顧修心。佘老師紮實的瑜伽體位教學功力自是無庸置疑，最讓我折服的是，老師在上課中，總能藉由人生故事、哲理點醒我們在練習時對瑜伽的誤解與執著。於是，那一個個原先只是外在肢體變化的瑜伽動作，瞬間都變成一篇篇發人深省的寓言。因此，毫無例外的，每回上完佘老師的課，總是心情愉悅，全身充滿能量。

郭春琴　　　　　　　　　　三洋電機退休職員　65歲

不知從何時，右腳膝關節下方的肌肉疼痛，讓我無法站立（行走須靠手杖支撐），最終在老師的指導下，漸漸復元。我在教室從未做到位，在家裡也是隨便比畫。退休後原想更能隨心所欲，然而隨著年紀增長，選擇越來越有限，同時也越來越能看清現況。老師提醒我要服老，肌肉伸展是長期投資，要善待你身體的每塊肌肉。它不是口號，而須身體力行。自知是個最不用心的學生（從89年就跟著老師），領悟慢，但隨佘老師的教誨，希望如老師的期許。老師有您真好，雖然達到您的期盼還有距離，我會繼續用心學習。願有那麼一天，可以讓您不操心。

郭睿宇　　　　　　　　　　　　　　華碩研發中心　46歲

練習瑜伽之後身體會變得健康有活力。瑜伽的每一個姿勢都有令身心舒暢、達到身心靈協調的作用，以化解生活上種種無形的壓力。大休息可以令整個精神狀態變得平靜，讓頭腦更清晰。覺得內心較以前平靜，注意力集中。更有自信更熱誠而且樂觀。最重要的是學習如何跟自己的身體對話，用愛的力量了解關懷一切的事物！謝謝佘老師給我們永無止盡的愛！祝老師出書順利，桃李滿天下。

郭麗昭　　　　　　　　唐氏基金會專任舞蹈老師　54歲

我是曾在運動中心瑜伽體驗課受傷的學員，所以瑜伽對我來說是可怕的夢魘，開店緊張的壓力，讓我身體出現狀況，也讓我改變了看人生的角度。後來，我投入公益團體帶身心障礙的孩子舞蹈律動，在過程中發現，孩子並不辛苦，苦的是媽媽們，隨時處備戰狀態，個個身體緊繃腰痠背痛，心中著實不忍，想幫他們又苦無方法。恰巧朋友邀約去上佘老師瑜伽，其實心中早已納悶，瑜伽這麼苦的練習怎麼看他們都如

級上初級班的禪意。老師上課時總會帶進新的修心概念，一開始我不以為意，修練多年後的一次意外事故，才發現老師平時的身心洗滌與提點，早已開啟我認識自己、與自我和解的過程。如今為了育兒已3年多無暇再北上練習的我，偶爾在家伸展筋骨時，仍受益於老師多年的提醒與指導，欣聞老師又將新書付梓，誠心向各位推薦這位不一樣的瑜伽老師。

姚重珍　　　　　　　　　　　　司法部法官　　43歲

十多年前，經由同學介紹而開始跟著佘老師學瑜伽，一開始的動機是想借學瑜伽改善自己姿勢不良，跟著佘老師學習之後，發現瑜伽不只是單純的體位法，還包含靈性提升，而展開一連串身心靈整合的學習旅程。每次上課，都可以從佘老師分享自己心靈成長的經驗中獲得一些啟發與撫慰，無意間解決自己的困擾而獲得力量又可以再走下去。在學習瑜伽的過程，佘老師一直要我們傾聽自己身體的聲音，提醒我們某些動作做不到是因為還沒準備好，並且強調做瑜伽重在動作過程而不在結果，施力點對了，找到支持的力量，動作自然可以完成。身體就像一個小宇宙，當準備好了，水到自然渠成，反觀生活也是如此，漸漸地我慢慢放下急躁的個性，懂得傾聽、覺察自己情緒湧來時的起心動念，發現這些情緒很大部分來自對自己不滿的轉化，才開始學習轉念，正面思考。但要改變自己累世的習氣，真的是一件不容易的事，只能不斷經由覺察而加以修正，至今還在這條修行的途中。很感謝老師願意跟我們分享她的心靈成長過程，讓我們這些學員有機會一起成長、一起學習，去體察人生的每個遭遇及過程都是必然，都是為了成就現在的自己。很開心得知佘老師的第三本書即將出版，有更多人可以經由佘老師累積一甲子功力的分享因此獲益。我的工作在處理人際間之糾紛，經由練瑜伽保持身心靈的和諧，維持平靜的心處理人際糾紛，希望自己可以客觀排解當事人的糾紛，甚至幫他們解決問題，可以獲得心裡的平和，再繼續生活下去。佘老師出書也是本於愛的分享，願愛及善的種子可以慢慢擴散，也祝老師心想事成。

段黛儷　　　　　　　　家庭主婦（外貿公司退休）　　57歲

退休後，工作壓力全部釋放，一時之間很不適應。2年前經朋友介紹，來到佘老師的瑜伽教室。很幸運地能遇到這麼棒的老師。平時看到年輕人學瑜伽，筋骨柔軟，動作美妙，而我這四年級後段班的學生現在才開始接觸瑜伽，會不會晚了點呢？教學方式千百種，我認為最上乘的莫過於「因材施教」。佘老師會依每個人當天上課的身體狀況，適度的調整瑜伽動作的難易度。同樣的動作隨著個人呈現不同的效果。每個動作相呼應的肌肉群組，老師也會耐心地解釋，長時間下來，讓我們對自己的身體愈來愈熟悉。初次接觸瑜伽時，有時難免過於心急，看到別人做動作這麼容易上手，心裡也想趕快跟上，但這就犯了大忌了。瑜伽不同於舞蹈或韻律操，放鬆很重要，身體放鬆有道，效果越好。上老師的課很享受，把一切交給老師，隨著肢體的舒展，不用擔心做出來的動作標不標準，老師像個魔術師，招式千變萬化，總會找到適合我們的動作。所以學瑜伽永不嫌晚，老少皆宜啊！

胡孝悌　　　　　　　　　　　華碩電腦伺服器　　47歲

2011年的某個週末，我參加了佘老師的初級瑜伽課程，起初想說平常多少有從事爬山、爬樓梯與騎自行車等運動，應該可以充分掌握。上完課回去不久，全身痠痛，才了解到老師的瑜伽課充分運動、延展了很多我平常不太使用的肌肉。老師也教導我們該怎麼保養、舒緩上班久坐導致肌肉缺乏彈性的身體，現在我上完課身體不太會痠痛了。很高興老師又要將自己的經驗傳承出書，讓這套特別而有效的教學瑜伽方式能延續發揚。

孫積祥　　　　　　　　　　　　　生技業　　54歲

人近中年，在長期工作與情緒壓抑下，身心都出現了疲憊與不對勁的現象，醫生建議做些不激烈但能強化肌肉筋骨的伸展運動，機緣巧合下，開始學習過去想都沒想過的瑜伽。與瑜伽結緣，喚醒了沉睡身體的動能，認識佘老師，更學會開啟了與內在自我的對話。千言萬語，感謝佘老師的瑜伽讓我恢復身心健康。

徐員珍　　　　　　　　　　　　　家庭主婦　　58歲

我的女兒在佘老師工作坊學瑜伽，在女兒的推薦下，每個星期2天，千里迢迢從新竹北上上課。沒想到，這半年來身材已雕塑出線條，看在眼裡甚感欣慰，也感謝家人的相挺及支持，也因女兒來當助教，母女才有更多肢體互動而擁抱，這感覺真溫馨呀！感謝再感謝佘老師的用心教學，辛苦了。

徐櫻君　　　　　　　　　財政部促參司簡任技正　　53歲

佘老師的瑜伽很妙，明明是動身體的，卻安撫了我的心靈。上課時一再卡住的肢體，老師總會關照「怎麼了」，在問答間幫助我省視自己，接著肯定我有智慧看到問題，再教我放鬆，溫柔但堅定地給我倚靠、矯正我的身體方位，神奇地化解了我的僵硬，於是身體得以延展。佘老師的身心靈瑜伽，讓我感受到愛與正向能量！

張仲毅　　　　　　　　　　　　　程式設計師　　41歲

今天上課回來後，全身舒暢，腰部的筋骨都被調整了一次，真的可以繼續好好喜悅！回來上課前，就是因為工作的關係久坐，而且年紀到了一個階段了，莫名的腰痠真的讓人難受，難道快40歲的人就需要開始忍受身體變差的事實嗎？尤其上完課後腰部被拉開後，就很喜歡那種活動自如的感覺，太舒暢了！謝謝老師！您真的太棒了！

張惠萍　　　　　　　財團法人台灣優良農產品發展協會　　43歲

初秋的早晨，一個豪邁的噴嚏讓我閃到腰，才發現我竟然有脊椎側彎後，我的痠痛人生就此展開。偶然中朋友告知有一

PART 2

功法精髓

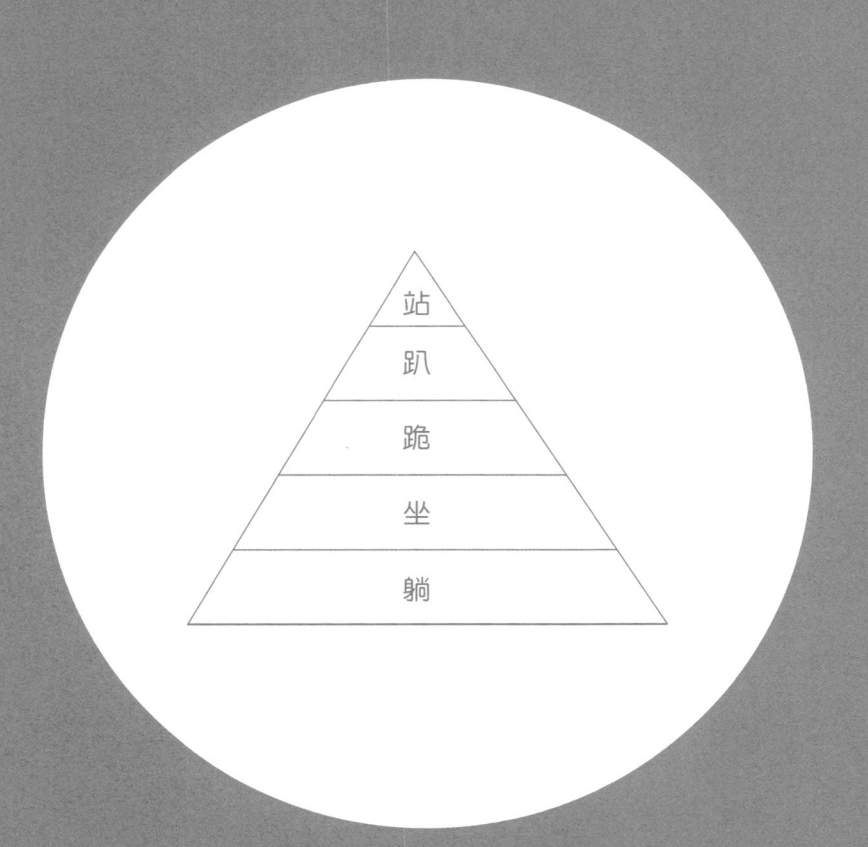

站
趴
跪
坐
躺

基本功法的核心

有動就有效果的身心靈修復法

　　瑜伽先導之術是一套能夠化解現代人身心靈不平衡的功法。所需的時間不長,也不需要你記住什麼動作,只要 10 ～ 15 分鐘跟著 DVD 的指導,就可以跟身體產生連結。

　　這套功法是以修復為核心,除了可以讓多坐少動的人用以作為保養運動,連從事職業運動或是以身體勞動為主的人,都可以用這套功法來修復過度使用的身體。

5533 原則

　　先導之術可歸納成一句簡單的口訣 5533。5533 代表「五種體式」「五大方向」「三個脈絡」「三角架構」。只要了解 5533 的意涵,便能輕易掌握這一套串連延展的理路和架構。

五種體式:躺、坐、跪、趴、站

　　整套功法按體式可分成躺、坐、跪、趴、站。躺姿是整套功法的基礎,著力點多,支撐面積大,故能帶給脊椎最大的支持和保護。所以核心肌群無力的初

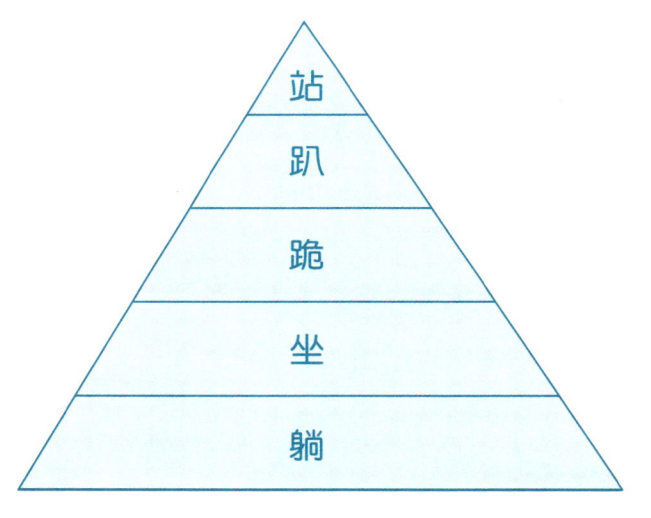

下層的基礎體式最穩、最安全,越往上層,著力點越少,複雜度越高。

依著力點大小所建構的五種體式

學者，要把躺姿練紮實，等到脊椎的天然防護衣成形了，就可以逐步做讓脊椎慢慢離開地板，依序進入坐姿、跪姿、趴姿，最後才是著力點最少的站姿。

趴姿對脊椎負擔較大，我建議 65 歲以上的朋友，最好在躺、坐、跪姿多停留一段時間，確實練滿三個月，直到你感覺腹肌和背肌比較有力量了，足以保護脊椎，穩定骨盆，才考慮練習趴姿。

五個方向：外、內、上、下、轉

肩關節與髖關節是帶動全身最重要的關節。功能良好時，能減少身體啟動代償機制，避免不良姿勢的傷害。

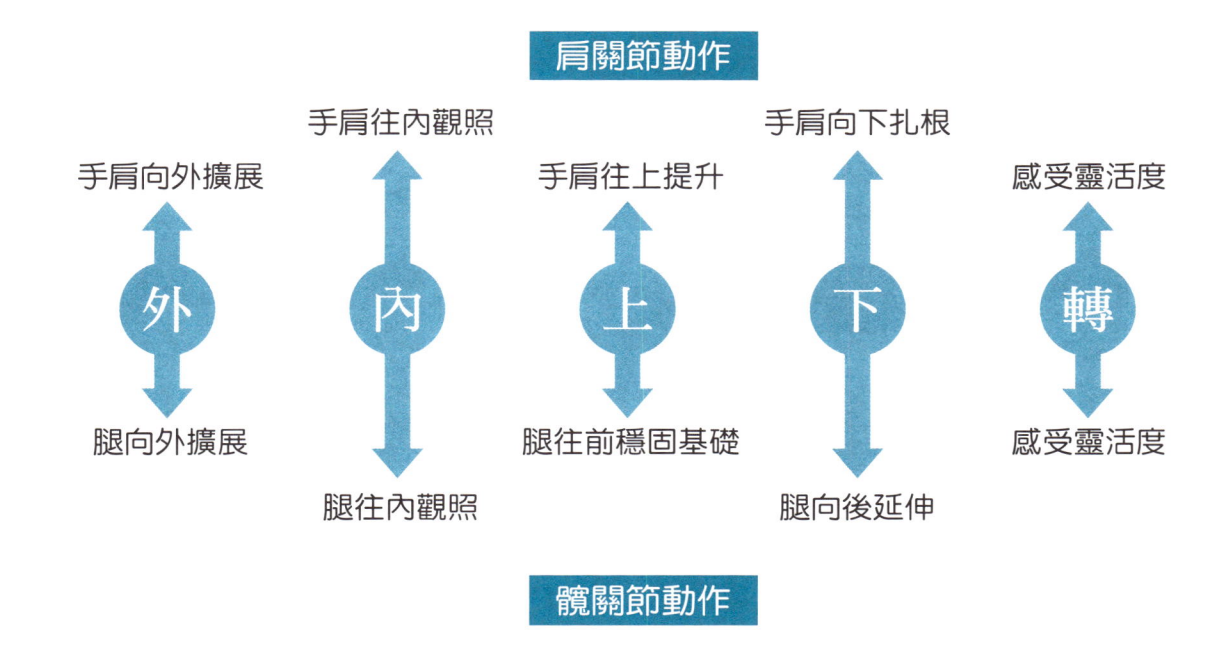

肩關節動作

外	內	上	下	轉
手肩向外擴展 / 腿向外擴展	手肩往內觀照 / 腿往內觀照	手肩往上提升 / 腿往前穩固基礎	手肩向下扎根 / 腿向後延伸	感受靈活度 / 感受靈活度

髖關節動作

內、外、上、下、轉，代表肢體五個運動的方向。實際練習時，可藉由心法的導引來帶動肢體進入五個方向：下──想像自己穩穩向下扎根，上──向上提升自我能量，內──時時觀照自己的內心，外──將愛不斷向外擴展，轉──若遇到不順心的事，就轉個念頭，心境自然海闊天空。這五個方向何嘗不是人生智慧？

三個脈絡：左、右、中

　　我們在三脈七輪中說過，人體體內有三條生命能量脈，分別是右脈、左脈、中脈。而瑜伽入門先導之術也是循著左、右、中脈的理路來安排練習順序，每一組動作都要左右對稱，先做一邊，再做另一邊，最後才回到中間。

　　例如，在上圖的跪姿動作裡，我們先延展一側的肩胛骨肌肉，做完以後，要再對稱的延展另一側的肩胛骨肌肉，最後，別忘了回到中間，伸展頸部後側和上背的肌肉，做完這三個動作才算一套完整的練習。

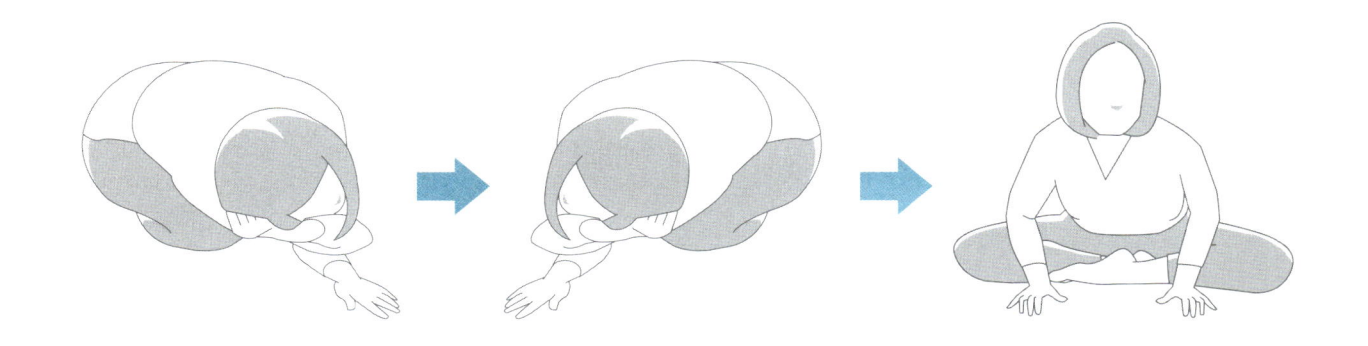

　　扭轉的動作也要遵循「左、右、中」原則，身體先轉向一邊，再轉向另一邊，最後記得回到中間，以延展你的背，讓剛才扭轉的脊椎回到最平直的狀態。如果只做單邊的扭轉，我們就難以對稱而平衡的訓練腹肌和背肌，且長久做單邊的動作，也容易造成脊椎側彎。

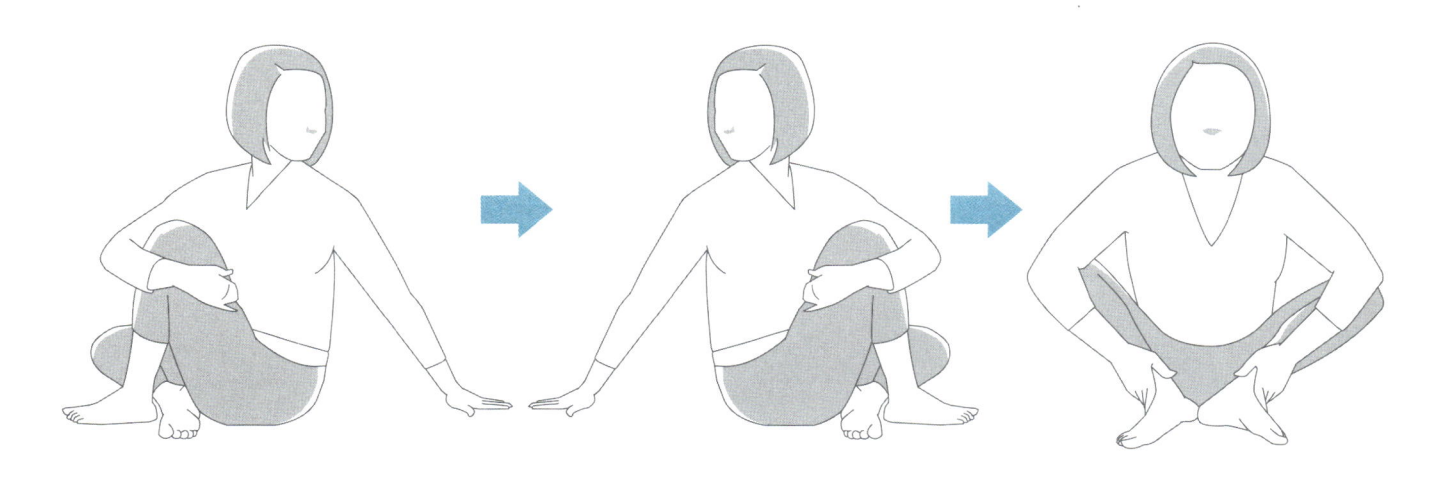

三角架構

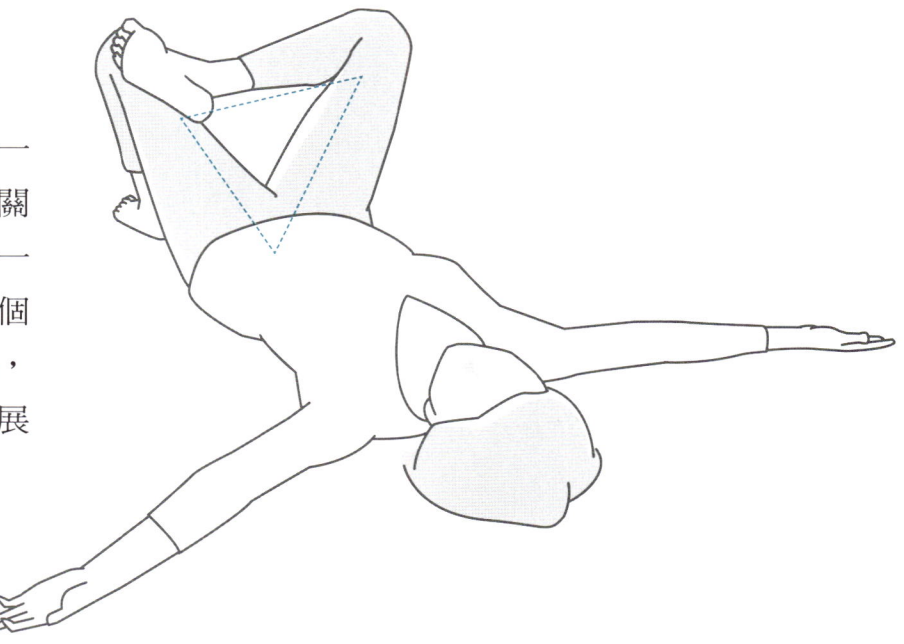

　　三角架構有兩個作用，第一個作用是創造支點，以帶動關節活動。比如在躺姿 1-2，一腳踩在另一腳膝上，形成一個三角架構，再以腳掌為支點，帶動整隻腳內外開闔，以伸展髖關節周邊的肌肉。

放輕鬆，用對力，才能事半功倍！

　　瑜伽動作是利用關節和關節的連結，來創造肌肉的柔軟度。但什麼叫柔軟？柔軟度是指肌肉適度的延展，而不是無限的延展，肌肉一旦感覺疼痛，就犯了過度延展的大忌了。因此修練瑜伽，要保持高度的覺知，切莫毫無節制的伸展，忽略身體的吶喊。

　　施力錯誤也是很常見的現象。比如下圖的躺姿動作，用力的地方是在腹部，不過許多初學者用錯力量了，以為肩膀要出力，頭部才能抬高。其實這個動作只要手伸直，大腿向外一推，就能把上背帶離地板，肩膀、脖子完全無需用力。所以，我們除了拿捏延展的分寸外，也要注意力量是否用在對的地方。

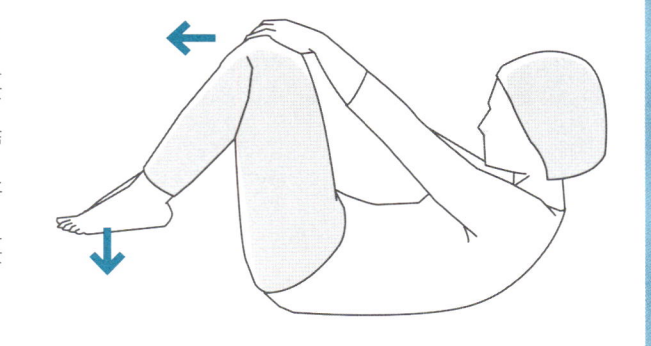

第二個作用是擴大支撐面積，避免重量集中在一個點上，壓迫到脆弱的脊椎和關節。以貓式為例，這個動作原本只靠腕關節支撐身體重量，可是我們前面說過，年長者和電腦族的腕關節普遍脆弱、無力，加上肩膀和上背沒有力量，無法幫忙支撐，結果，受力點全部集中在腕關節上。

　　因此，初學者在練習貓式時，切忌以腕撐地，應該手肘彎曲，前臂橫擺，讓肩膀和手肘構成兩個穩固的三角形，支撐面積便從一個點變成一條線，如此一來，不僅身體穩固許多，肩膀和腰椎也可以放掉多餘的力量。在三角架構支持下，你可以專心的鍛鍊上背的力量及腰椎的彈性，等到腕關節抓握、支撐的能力提高了，我們再改用腕關節支撐。

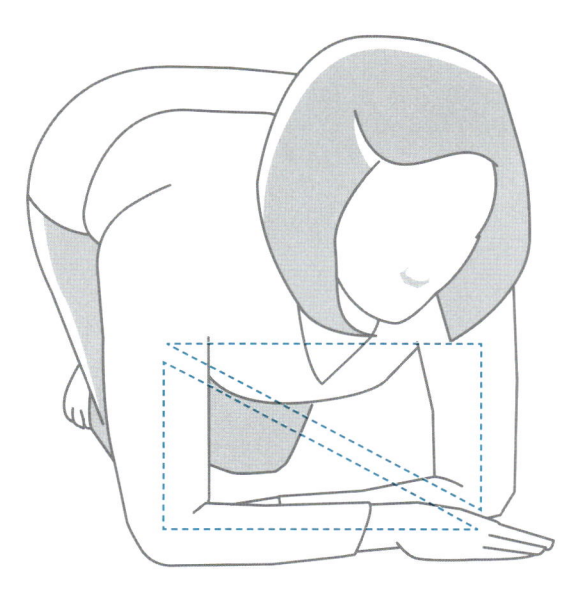

串連練習效果更好

　　先導之術是一套串連功法，將動作一個接著一個串連起來，構成一套宛如行雲流水的流暢練習。動作與動作之間環環相扣，肌肉不斷交替收縮放鬆，故可提高新陳代謝，體溫微微升高，增加韌帶與肌腱的柔軟度，提高關節靈活度，刺激關節滑液流動。

動作跟動作之間是緊密相關的，大致可分成三種關係：

一、**修復平衡關係**：例如我們做躺 4-1（參見第 60 頁），腹肌深度延展，所以要藉由躺 4-2（參見第 62 頁），令腹肌用力收縮，以平衡剛才延展的動作。接著再觀察上背肌群，我們練習躺 4-1，上背肌群被擠壓在地，因此進入躺 4-2，就要將上背肌肉舒展開來，以修復剛才遭受強力擠壓的肌肉纖維。

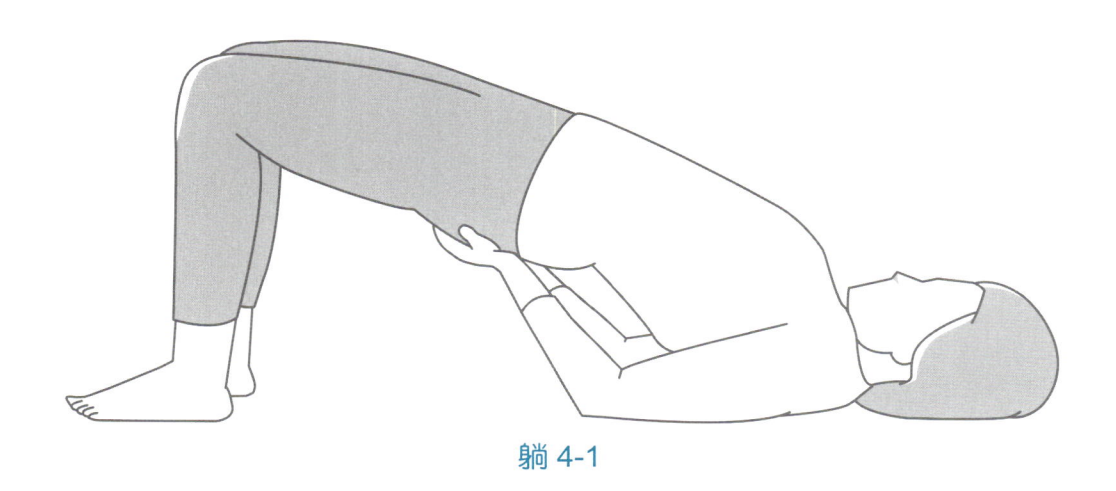

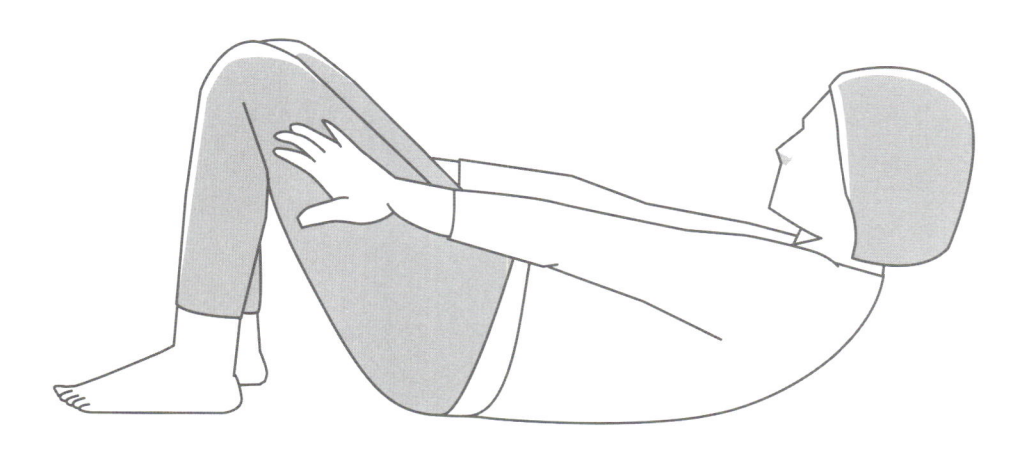

躺 4-1

躺 4-2

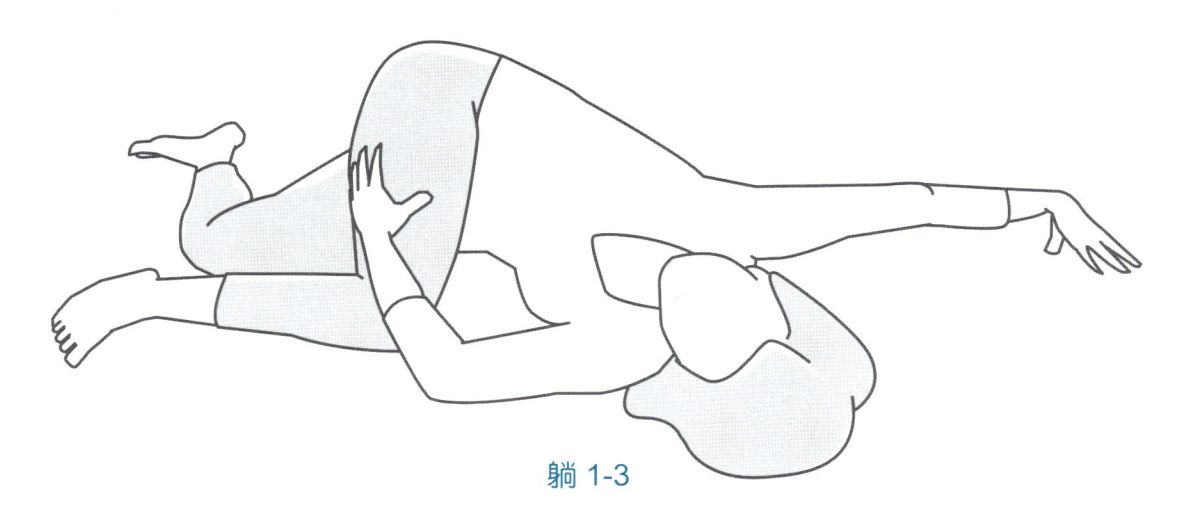

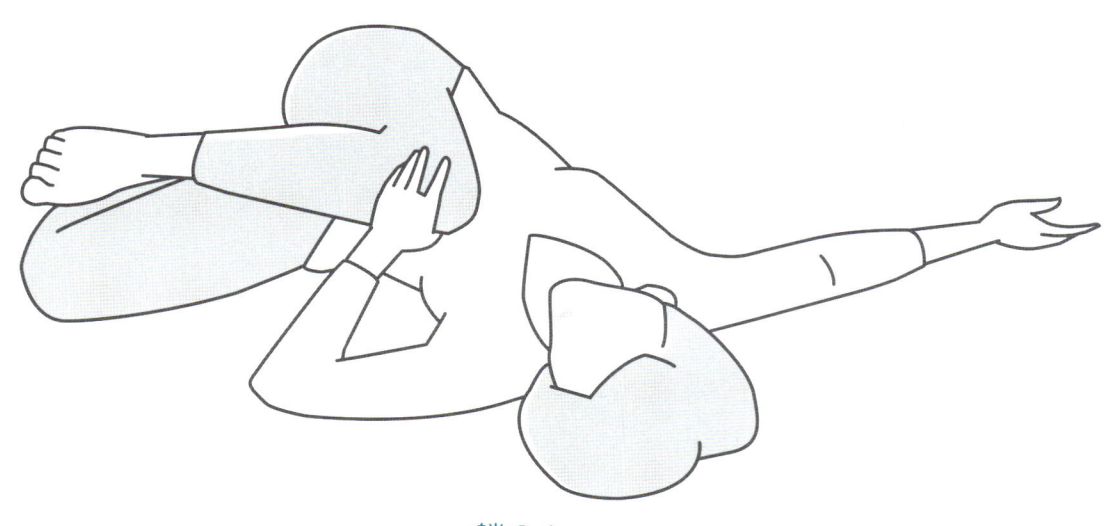

二、**分段處理**：瑜伽先導之術以躺 1-3（參見第 46 頁）、躺 2-1（參見第 50 頁）、躺 3-2（參見第 56 頁）這三個動作，分段延展下肢後側肌群。第一段躺 1-3 可延展臀部及大腿外側的肌肉，第二段躺 2-1 可拉開臀部及大腿後側的肌肉（髖至膝），第三段躺 3-2 延展的範圍則包括大腿和小腿，整隻腳一伸直，徹底延展後側及外側的肌群（髖至踝）。分段動作越細緻，練習者做起來越輕鬆，延展效果也最好，不容易受傷。

躺 1-3

躺 2-1

躺 3-2

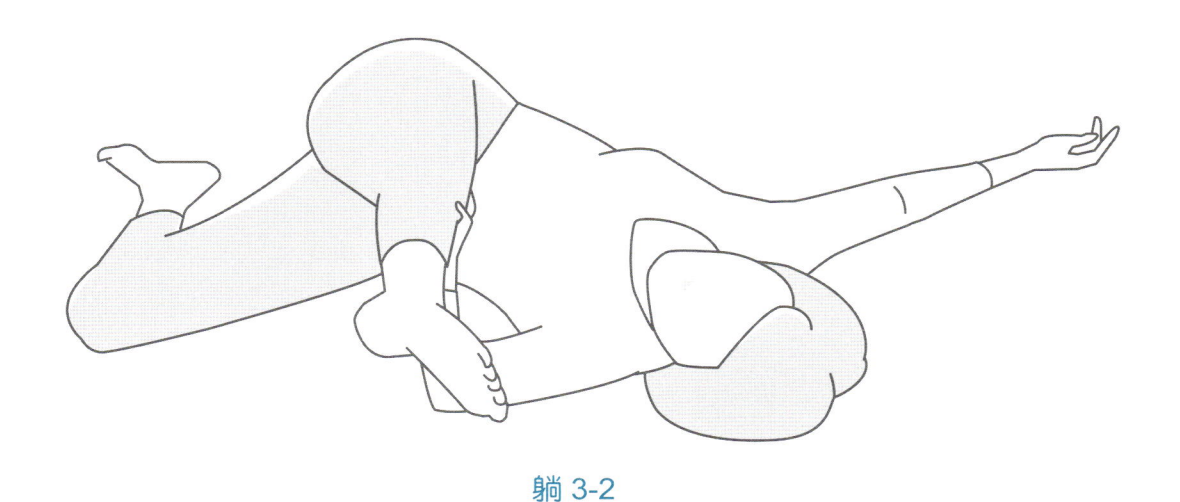

三、**循序漸進**：意指延展的程度由淺至深，由弱至強。例如跪 1-5（參見第 90 頁）可延展後頸及上背的肌肉，等到我們進入趴 2-4（參見第 104 頁）的進階動作，膝蓋慢慢往頭部移動，頭膝相碰，縮短兩者的距離，以加深後頸及上背的延展。

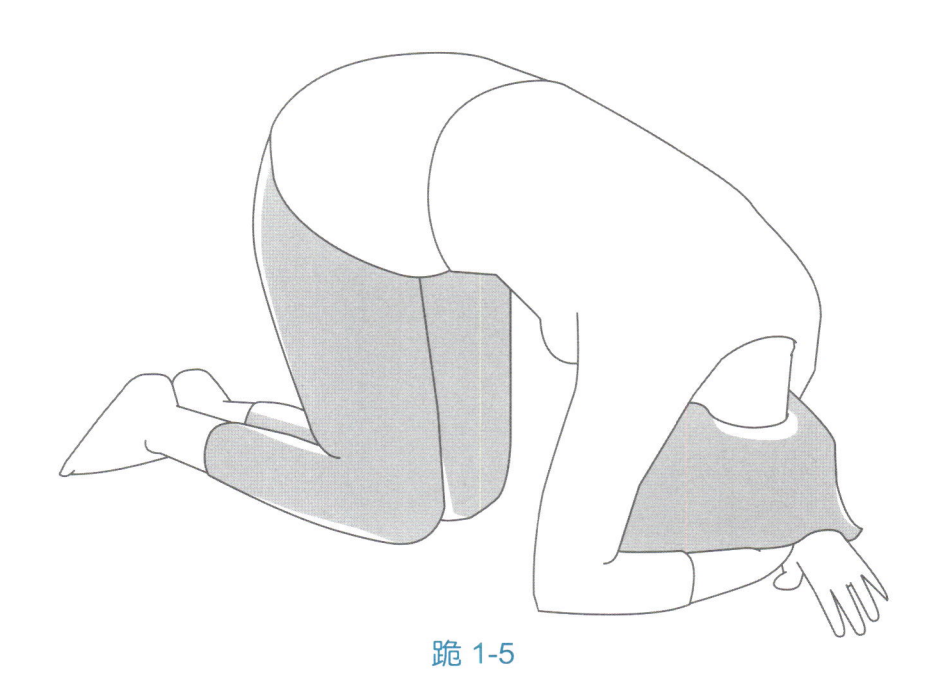

跪 1-5

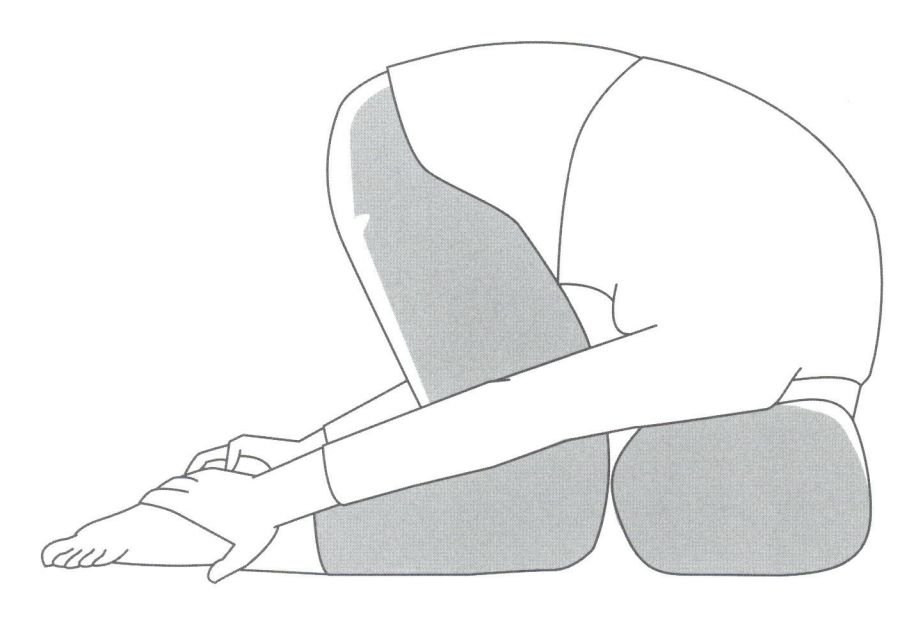

趴 2-4

　　瑜伽先導之術講究的是全身的鍛鍊。有些朋友可能會疑惑，痠痛的部位在腰部，為什麼不直接處理腰部肌肉，還要訓練全身肌肉呢？症狀雖然出現在腰背，但是造成腰痠背痛的原因很複雜，很可能是腹肌鬆弛無力，也可能是髂腰肌太緊、導致骨盆前傾，原因不一而足。因此，最根本的解決之道還是全身性的調整跟修復，讓身體每一塊肌肉回歸平衡的狀態。當每一塊肌肉都是平衡的，結實卻不堅硬，柔軟又充滿彈性，自然能各司其職，正常運作，不會出現代償的現象。所以，我在此誠心建議大家，請按照本書設計的順序，按部就班的修復與鍛鍊，避免「頭痛醫頭，腳痛醫腳」，不要只做局部的練習。

動作解析

躺姿

　　練習躺姿要把握兩個重點，第一個重點是豎脊肌群的延展與放鬆。豎脊肌群位在脊椎兩側，主要由髂肋肌、最長肌、棘肌所構成。豎脊肌群的功能，顧名思義，就是維持脊椎的直立和穩定，一天之中除了睡覺，其餘時間為了保持挺立，脊椎都處在緊繃的狀態片刻不得休息。為了讓豎脊肌群徹底放鬆，我們先讓身體平躺下來，減輕豎脊肌群的負擔，再由下往上分段深度按摩及延展豎脊肌群。

　　第二重點是延展髖關節周邊的肌肉。躺姿的第一階段和第二階段可拉開大腿後側、內側、外側的肌肉，第三階段則可延展髖部（腹股溝）和大腿前側的肌肉群。

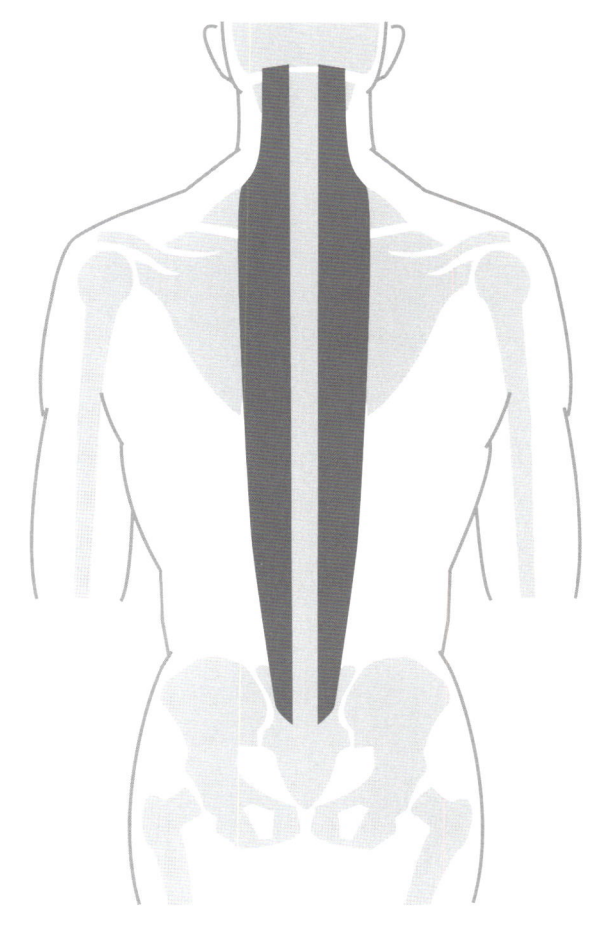

豎脊肌群

躺姿 1

重點動作 1

2 分 00 秒
DVD

關鍵肌群

本動作可延展上背肌群，並強化腹肌和骨盆底肌群的力量。若有肩頸僵硬的情形，頸部和上背肌肉（斜方肌、豎脊肌）會特別脆弱，在練習犁鋤式和肩立式時很容易受傷。這樣的小動作可先初步延展上背肌肉群。

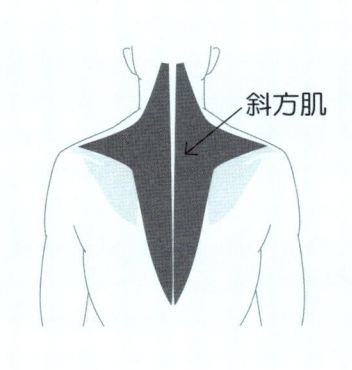

斜方肌

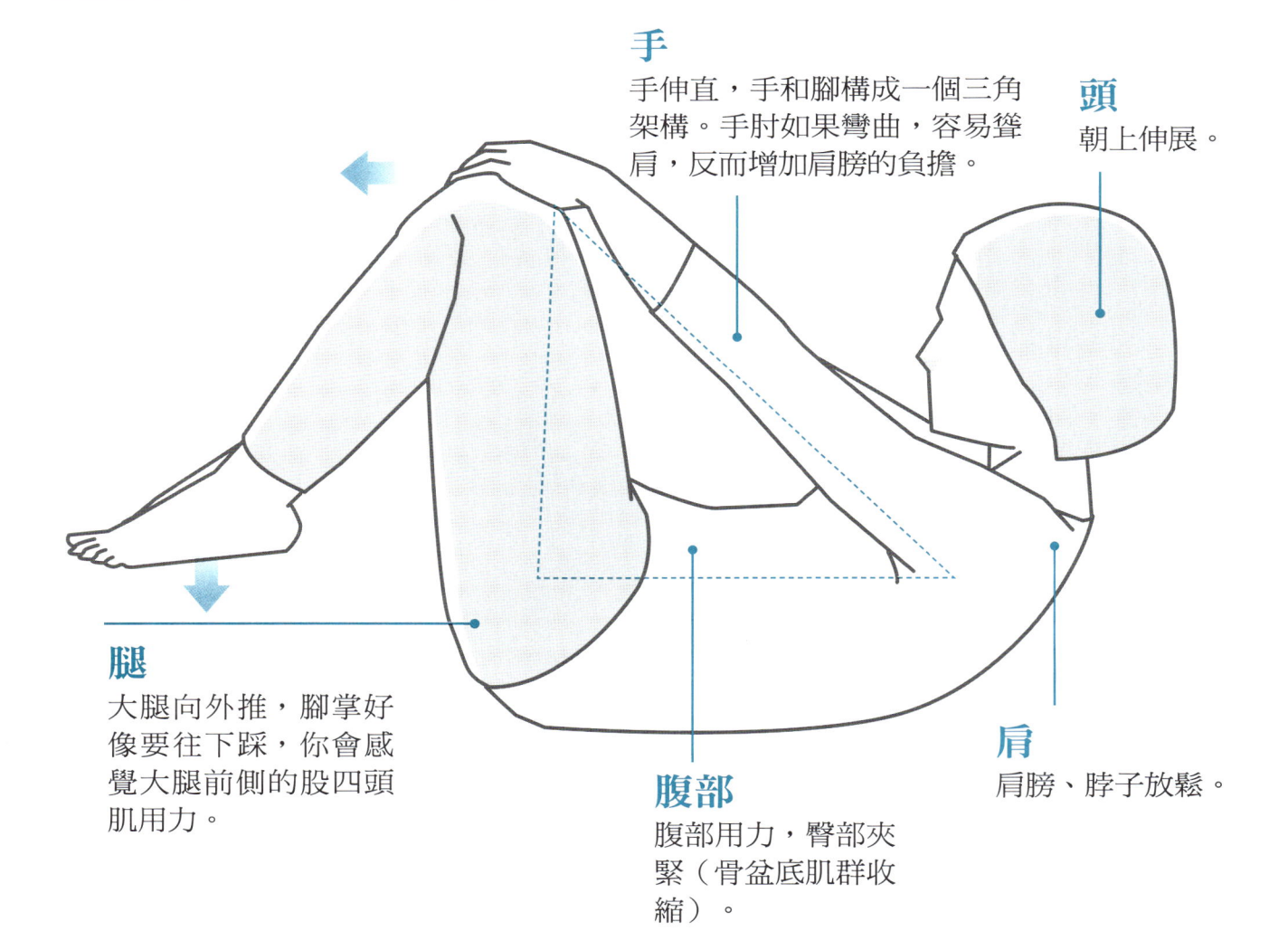

手
手伸直，手和腳構成一個三角架構。手肘如果彎曲，容易聳肩，反而增加肩膀的負擔。

頭
朝上伸展。

腿
大腿向外推，腳掌好像要往下踩，你會感覺大腿前側的股四頭肌用力。

腹部
腹部用力，臀部夾緊（骨盆底肌群收縮）。

肩
肩膀、脖子放鬆。

佘老師的叮嚀

凡是頭部抬高、肩膀離地的動作，腹部就會用力收縮，故也可鍛鍊腹部肌肉。同時還可訓練骨盆底肌群，改善血液循環不佳，或年長者漏尿、子宮膀胱下垂的問題。

躺姿 1

重點動作 2

2 分 44 秒
DVD

關鍵肌群

本動作可初步延展大腿內側的肌肉群。剛開始練習時，我們無需一次拉很深，只要照會一下內收肌群，將之輕柔的拉開即可。等到我們的肌肉纖維適應伸展的動作和力道，再漸次提高延展的深度，如此才可避免肌肉急性拉傷。

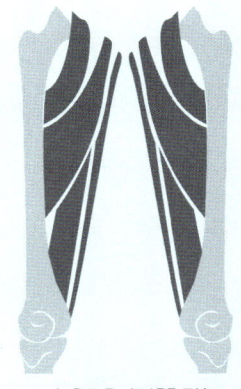

大腿內側肌群

右腳
腳踝外側平常很少活動，故可藉由本動作，延展腳背和腳踝外側的肌群，不但可穩定踝關節、降低扭傷風險，更有助於你將來做盤腿的動作。

右臀
右腳向外打開時，著力點會落在右臀，因此我們除了注意大腿內側的延展外，更要用心觀照地板按摩右臀的感覺。

佘老師的叮嚀
一般人做盤腿動作時，常常傷到膝關節，這組動作可以先行啟動盤腿所需的大腿內側肌群，以避免強壓或用力屈膝所導致的膝關節與韌帶磨損。

躺姿 1
重點動作 3

關鍵肌群
本動作有兩個重點，第一個重點是延展臀部（臀大肌）和大腿外側的肌肉（髂筋束）。第二個重點是手臂的動作，手臂向外打開時，可延展胸大肌、腹外斜肌，而掌心翻轉朝下的動作，可拉開前三角肌。

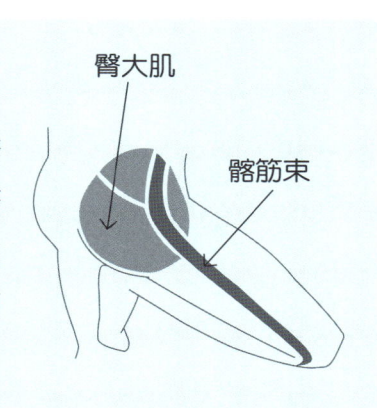

DVD 6 分 44 秒

臀大肌
髂筋束

骨盆
保持骨盆正位，不可歪斜。若是骨盆歪了，下面那隻腳要往右腳的方向移動，直到骨盆回到正位。

右手臂
把手臂向外打開時，不可太靠近耳朵，否則很容易磨損棘上肌。若是仍然太緊或有疼痛痠麻的感覺，則可再往下與肩平行即可。

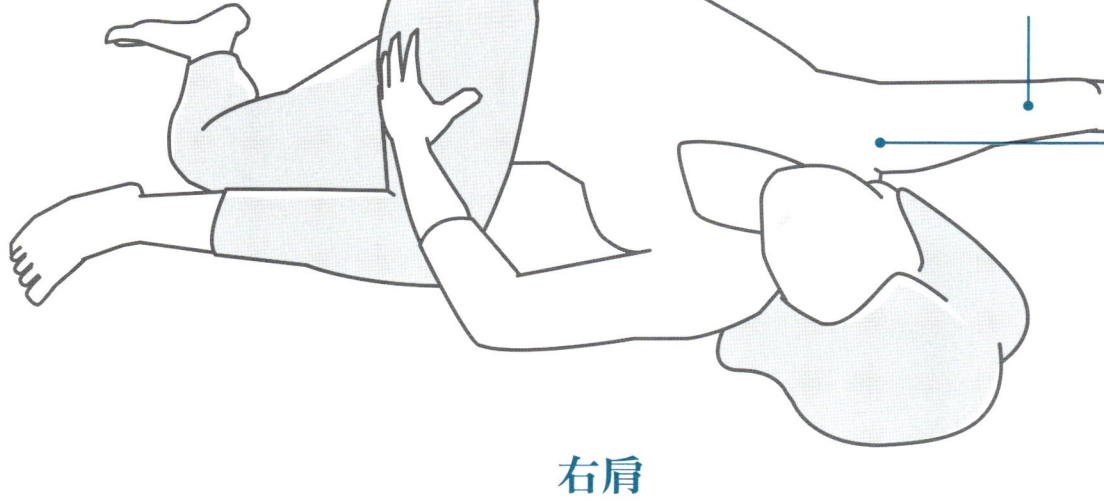

右肩
肩膀不必刻意貼地，身體放輕鬆，把自己交給地心引力，讓地心引力幫助你延展。肩膀如果刻意貼地，很容易過度扭轉脊椎，受力點集中在腰椎上，徒增腰椎負擔。

佘老師的叮嚀

為了避免過度擠壓磨損棘上肌，所導致的棘上肌受傷發炎、肱骨與鎖骨之間的磨損，手臂向外開展的角度不要太高。

> **佘老師的叮嚀**

什麼是骨盆正位？

　　骨盆正位就是讓骨盆保持端正平穩，不會出現一高一低、左右歪斜的情況。那麼，我們要怎麼知道自己的骨盆有沒有歪斜呢？這裡提供一個簡單的檢測方式。

　　身體站立，雙腳與肩同寬，面對鏡子，再以手指在骨盆前方找到凸出的兩個點，這兩個點叫做髂前上棘（簡稱 ASIS）（右圖）。兩點所構成的直線如果呈現水平，表示骨盆端正平穩（下圖左），如果一高一低，表示骨盆歪斜，最好尋求進一步診斷（下圖右）。

　　身體側臥時，髂前上棘之間的中線必須垂直於地板，不左右偏斜，也不前後傾倒，否則人在骨盆歪斜的情況下做伸展，將不斷牽拉薦髂關節韌帶，提高關節錯位、韌帶勞損的風險。

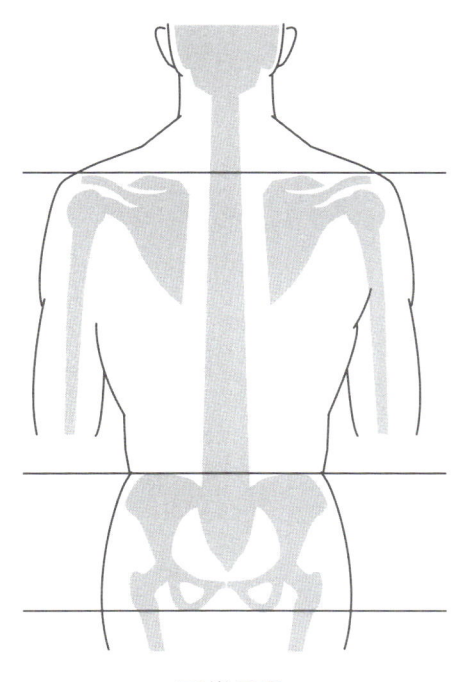

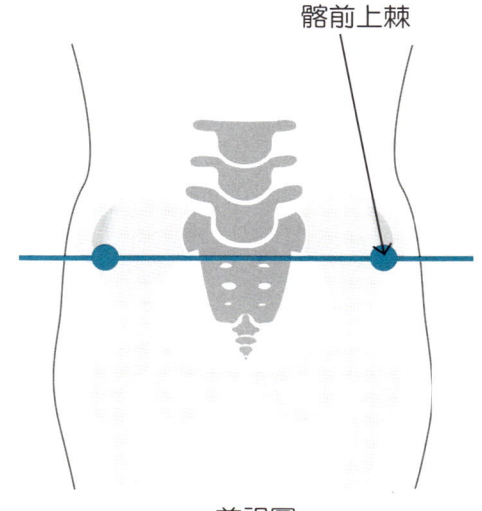

髂前上棘

前視圖

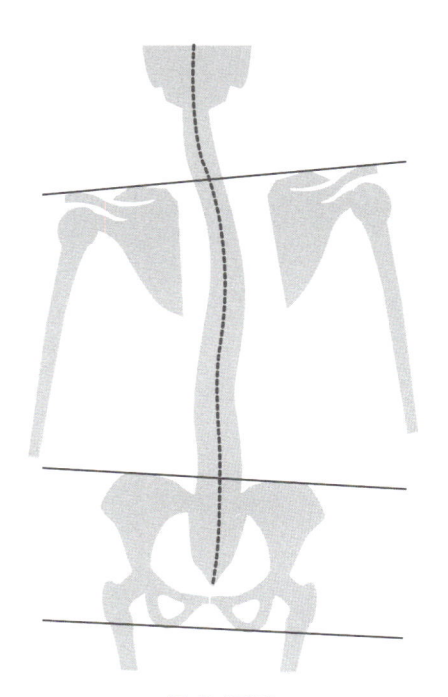

正常骨盆　　　　　　　　骨盆傾斜

躺姿動作解析

躺姿 1

重點動作 4

⏱ 10 分 09 秒
DVD

關鍵肌群

本動作可延展大腿的內收肌群，並輕柔地按摩薦髂關節周圍的肌肉。此外，雙腳開闔時，骨盆底肌群會隨之緊縮、放鬆，故本動作也會促進下腔血液循環，改善生理期不適的毛病。

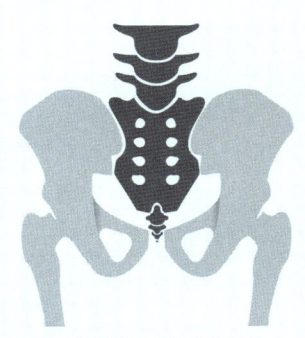

薦髂關節（後視圖）

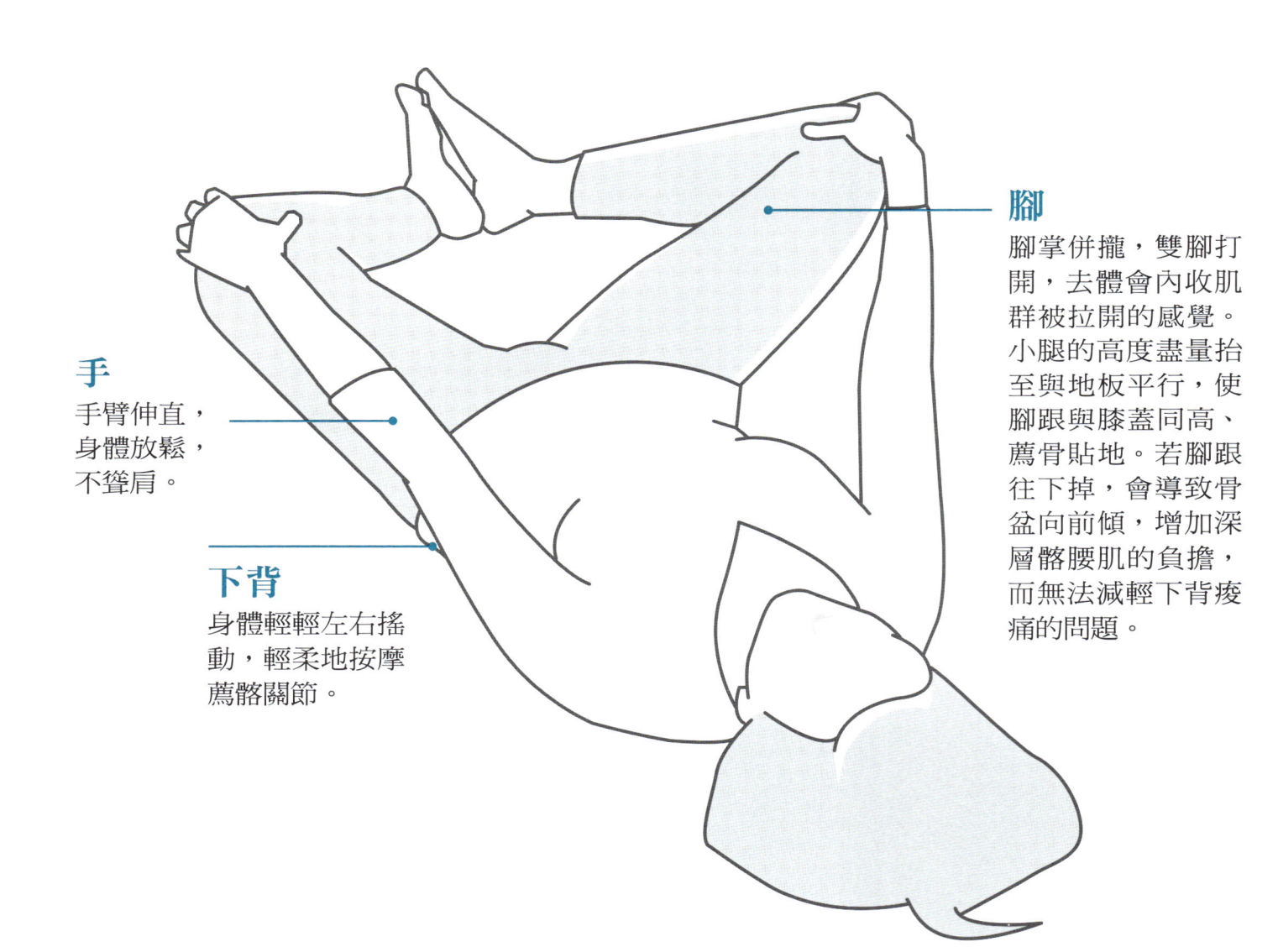

腳

腳掌併攏，雙腳打開，去體會內收肌群被拉開的感覺。小腿的高度盡量抬至與地板平行，使腳跟與膝蓋同高、薦骨貼地。若腳跟往下掉，會導致骨盆向前傾，增加深層髂腰肌的負擔，而無法減輕下背痠痛的問題。

手

手臂伸直，身體放鬆，不聳肩。

下背

身體輕輕左右搖動，輕柔地按摩薦髂關節。

躺姿動作解析

> **佘老師的叮嚀**

按摩薦髂關節的好處

人體骨盆由薦椎、髂骨、坐骨、恥骨和恥骨聯合（軟骨）所構成，而薦椎和髂骨連接之處就叫做薦髂關節。薦髂關節屬於微動關節，可微幅滑動、傾斜、旋轉，以緩衝脊柱所承受的外力，主要靠厚實而強韌的韌帶來維持關節穩定度。薦髂關節是脊椎跟骨盆唯一的連結面，受力極大，是許多人腰痛的源頭。然而，許多薦髂關節的問題往往被誤判成腰椎的毛病，因此，減輕薦髂關節的壓力，並強化周邊肌肉的支撐乃是保養薦髂關節的第一步。

從中醫的觀點來看，薦椎左右兩側有一組穴位，叫八髎穴（上、次、中、下 各一對），是調節氣血的總開關。八髎穴如果緩滯不通，容易罹患婦科和泌尿道疾病，故坊間養生小秘訣常建議民眾敲打或按摩八髎穴，活血化瘀，消除腰痠背痛。

先導之術有很多身體左右搖動的動作，目的就是為了按摩薦髂關節周邊肌肉，促進血液循環，釋放薦髂關節的壓力。

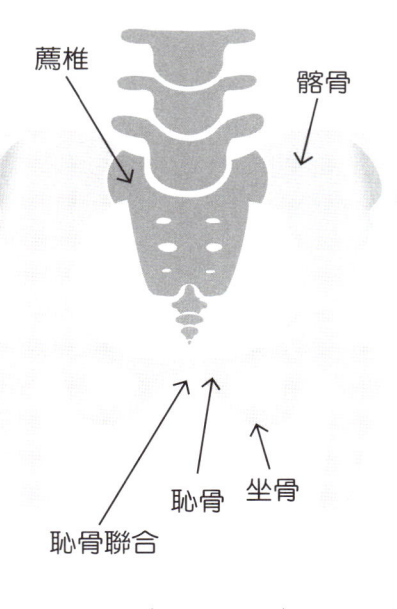

骨盆（前視圖） 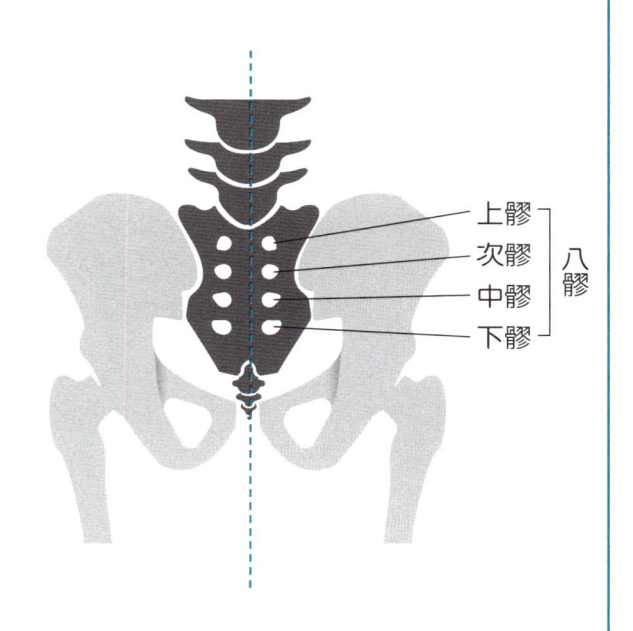　　　　　**骨盆（後視圖）**

躺姿 2

重點動作 1

關鍵肌群

本動作是躺 1-3（參見第 46 頁）的進階動作。我們在躺 1-3，先初步延展大腿外側的肌肉（臀大肌、臀中肌、闊筋膜張肌、髂筋束），現在進入躺 2-2（參見第 51 頁），就不只是被動的延展大腿外側肌肉了，還要主動收縮大腿前側的股四頭肌，腳才有辦法往心窩的方向抬高。

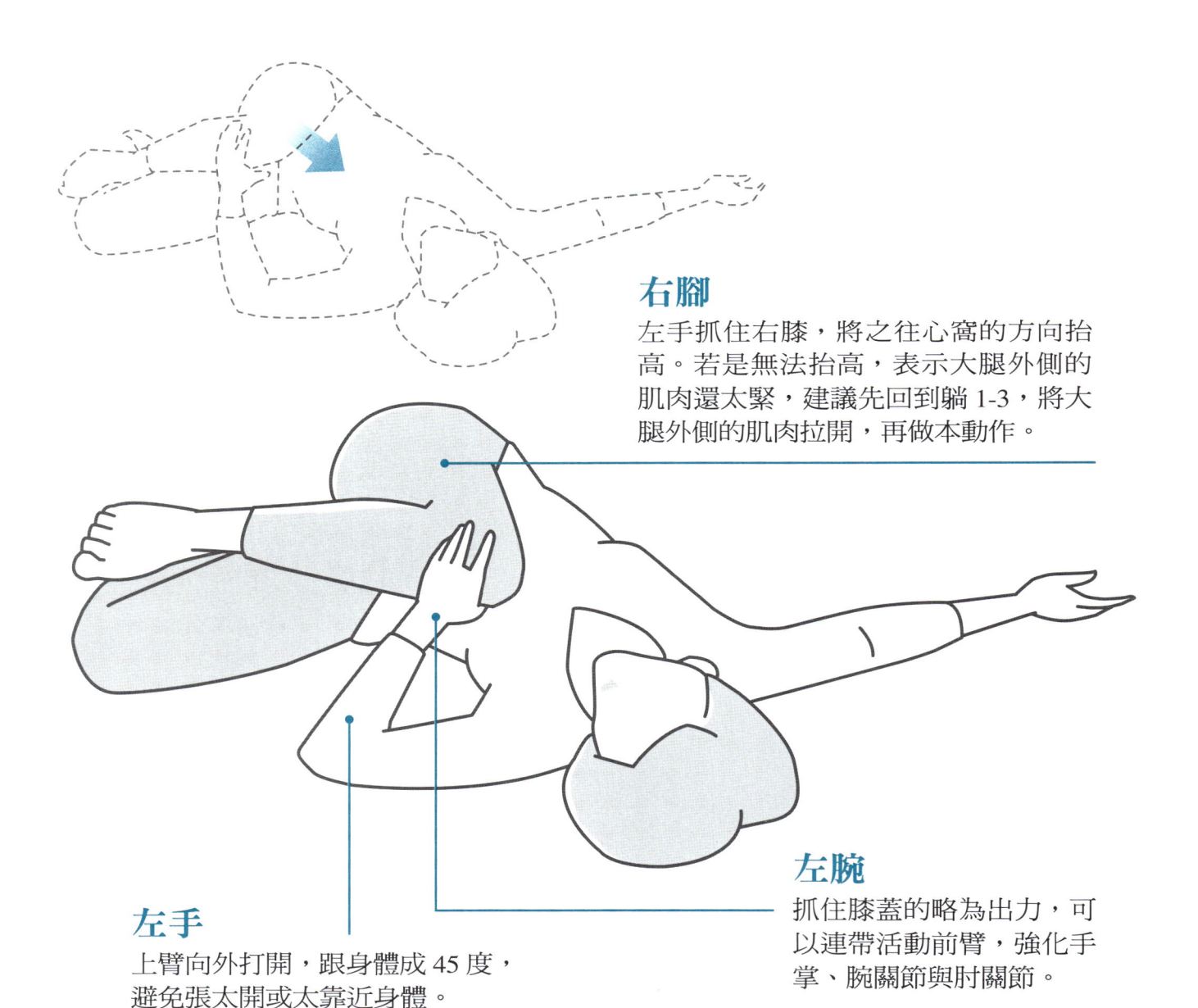

12 分 58 秒

右腳

左手抓住右膝，將之往心窩的方向抬高。若是無法抬高，表示大腿外側的肌肉還太緊，建議先回到躺 1-3，將大腿外側的肌肉拉開，再做本動作。

左手

上臂向外打開，跟身體成 45 度，避免張太開或太靠近身體。

左腕

抓住膝蓋的略為出力，可以連帶活動前臂，強化手掌、腕關節與肘關節。

躺姿動作解析

躺姿2
重點動作2

關鍵肌群

本動作可延展大腿內側的內收肌群和大腿後側的膕旁肌群，並刺激海底輪和生殖輪。內收肌群如果太緊繃，將來做蝴蝶式時，膝蓋會懸空，無法接近地面。

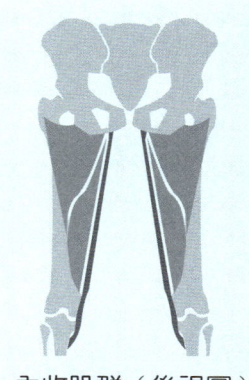

13 分 40 秒
DVD

內收肌群（後視圖）

右腳
膝蓋放在右手上，盡量往腋窩的方向靠近，避免往下掉，以免牽拉左側薦髂關節韌帶。

右手
上臂和手肘呈45度，避免張太開或太靠近身體。

右腳
右腳慢慢伸直，現階段不用完全打直，只要感覺大腿內側、後側肌肉拉開即可。

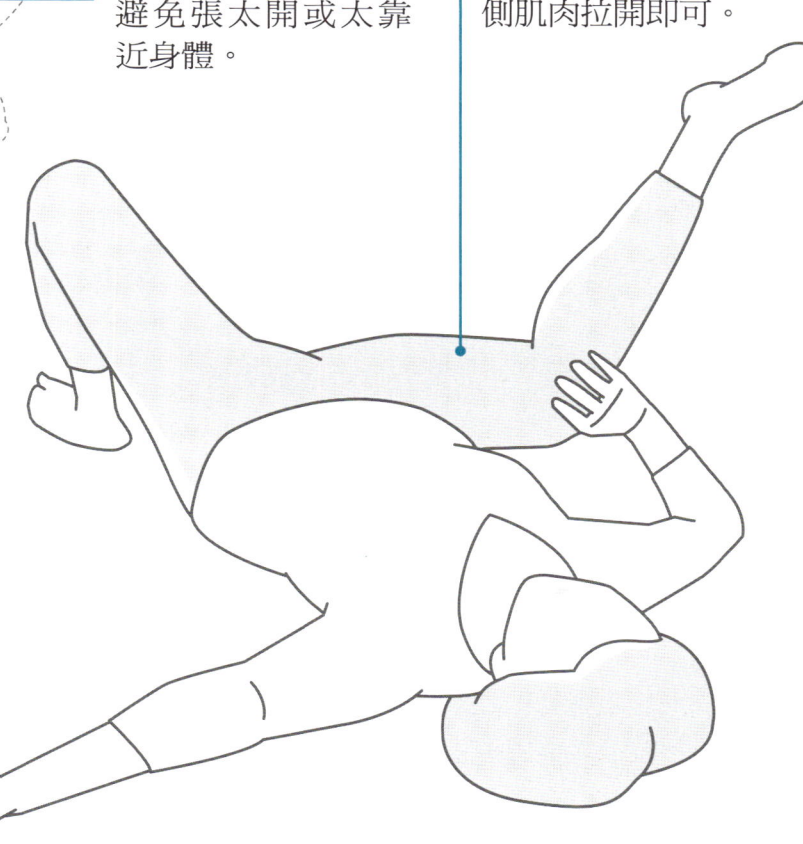

躺姿 2

重點動作 3

關鍵肌群

本動作可延展下背和大腿後側的膕旁肌群。對於平常久坐少動的人，大腿後側肌群長期處於縮短的狀態，腸子的蠕動也較差，可多做這個動作來活化腸胃功能。

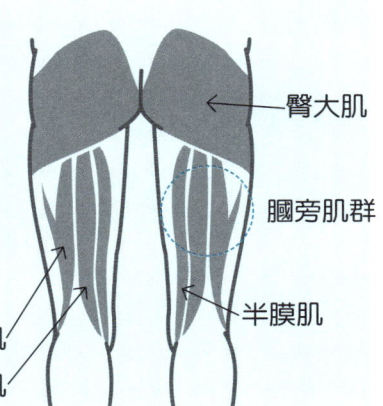

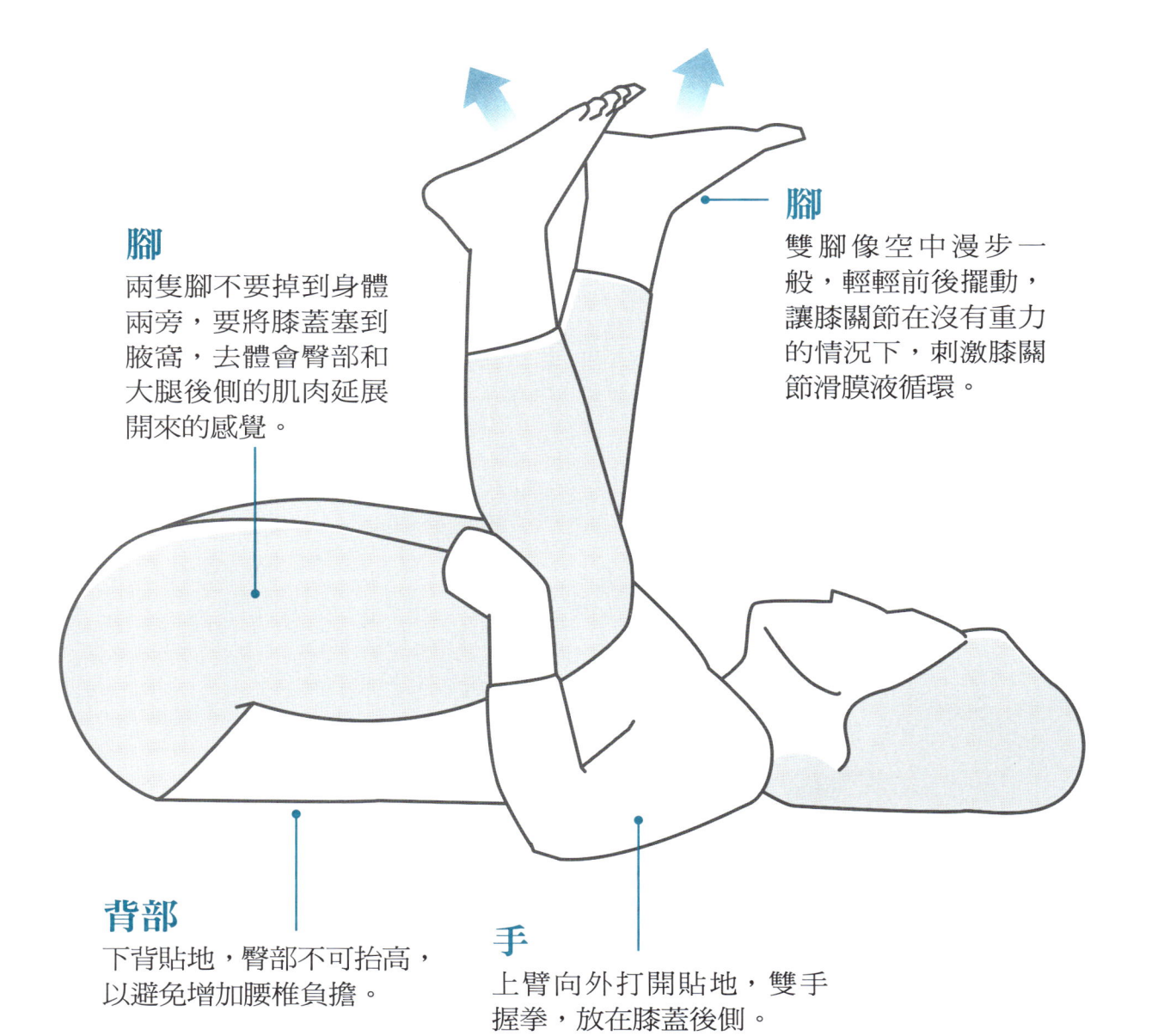

- 臀大肌
- 膕旁肌群
- 股二頭肌
- 半膜肌
- 半腱肌

DVD 18 分 54 秒

腳
兩隻腳不要掉到身體兩旁，要將膝蓋塞到腋窩，去體會臀部和大腿後側的肌肉延展開來的感覺。

腳
雙腳像空中漫步一般，輕輕前後擺動，讓膝關節在沒有重力的情況下，刺激膝關節滑膜液循環。

背部
下背貼地，臀部不可抬高，以避免增加腰椎負擔。

手
上臂向外打開貼地，雙手握拳，放在膝蓋後側。

佘老師的叮嚀

下背貼地，不可輕忽的小細節

人體脊椎由 7 塊頸椎、12 塊胸椎、5 塊腰椎、5 塊薦椎、4 塊尾椎所構成（右圖）。每一塊脊椎包含椎體和椎弓，從脊椎力學來看，人體百分之八十的重量落在前面的椎體，其餘的百分之二十才是由後面的椎弓承擔。

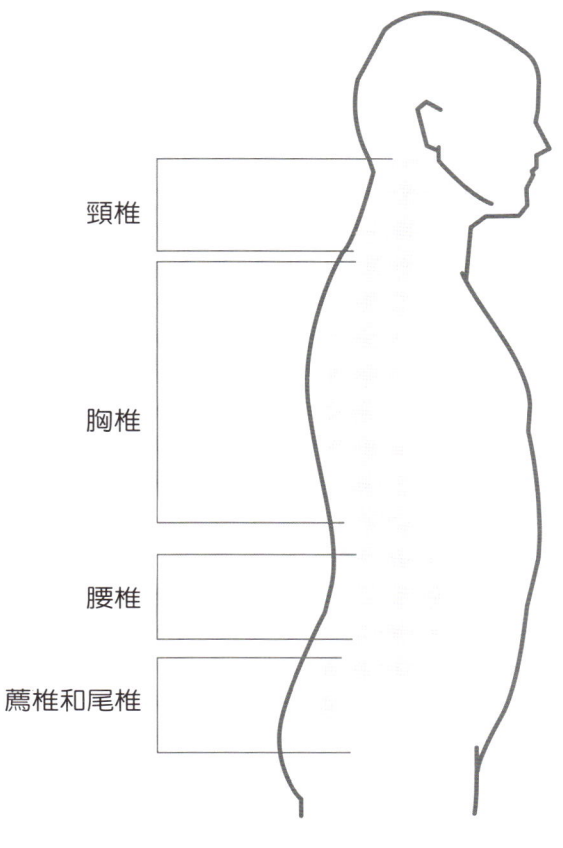

而我們之所以一再叮嚀大家下背貼地，是因為下背離地，受力點將集中在椎體上，讓原本負擔沈重的椎體承受更多的壓力。練習時，若沒有養成下背貼地的習慣，長期過度擠壓椎體，將使椎體與椎體之間的椎間盤（髓核）向後突出，壓迫到脊椎管內的神經根，也就是大家所熟知的椎間盤突出（下右圖）。因此，練習本動作，下背必須平貼地板，莫讓受力點集中在腰椎的前半部（椎體）。

人體脊椎

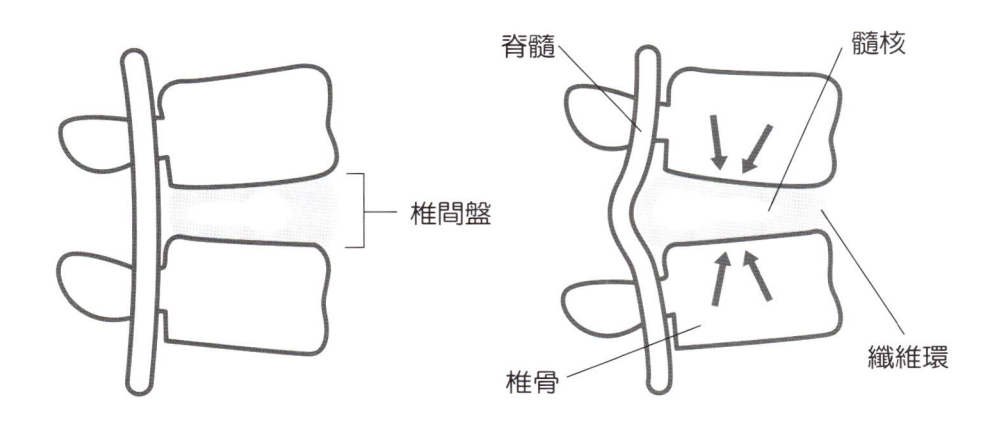

頸椎
胸椎
腰椎
薦椎和尾椎

椎間盤

脊髓　髓核
椎骨　纖維環

躺姿 3

重點動作 1

23 分 13 秒

關鍵肌群

本動作的重點是，一腳膝蓋向內倒，以延展腹部的腹內斜肌和髖部的髂腰肌（末段）、闊筋膜張肌（起端）縫匠肌（起端）、股直肌（起端）。另一腳膝蓋向外開，以延展大腿內側的內收肌群。

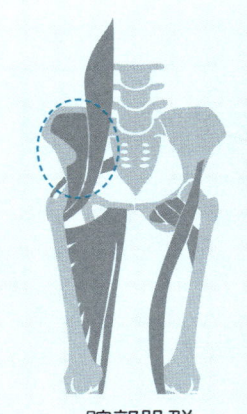

髖部肌群

左腳

膝蓋如果無法貼地，就停留在你目前的高度，或在兩腳之間放塊瑜伽磚，不可為了將膝蓋壓到地板而致使腰椎懸空。

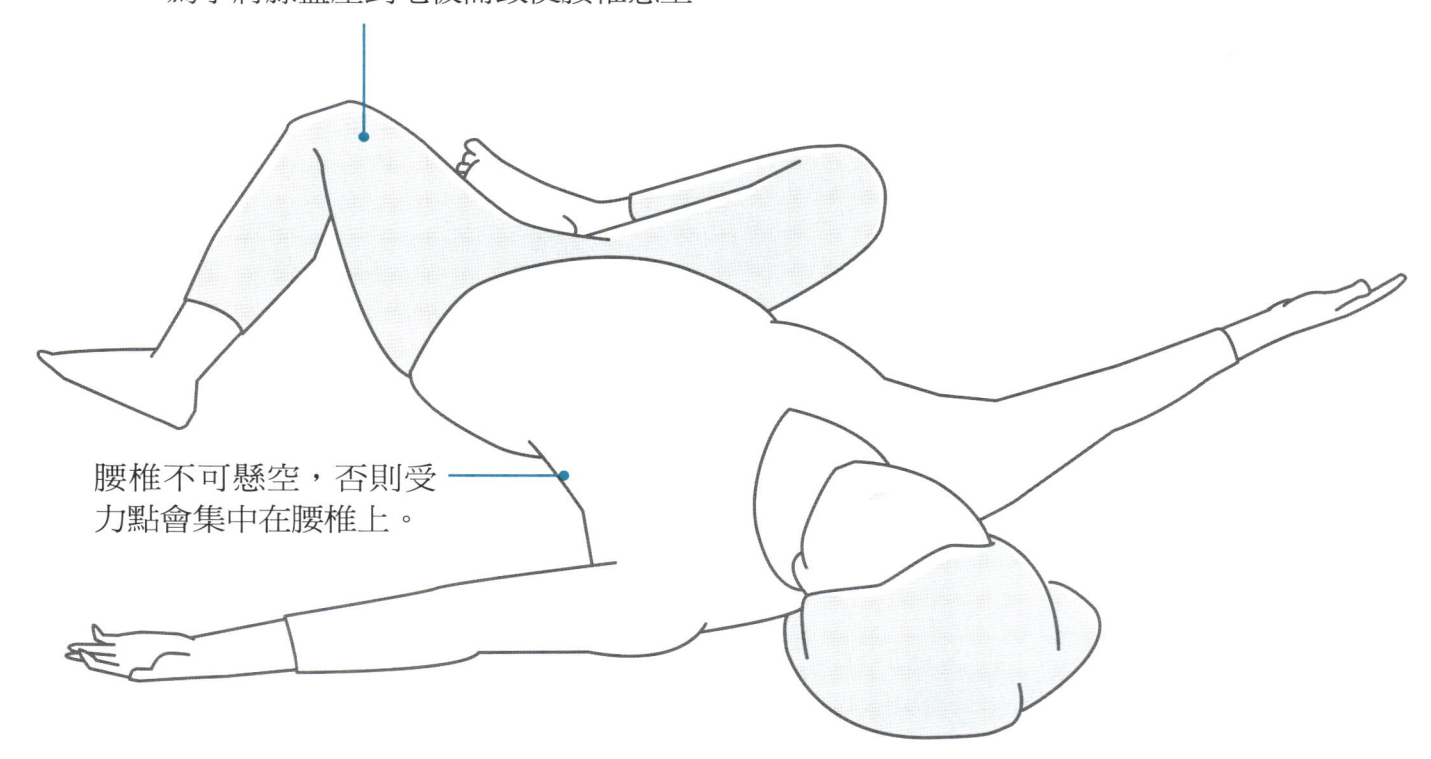

腰椎不可懸空，否則受力點會集中在腰椎上。

> **佘老師的叮嚀**

躺姿第三階段的動作重點

　　我們剛才在第二階段，主要是引導大腿做向外、向內、向上抬高的動作，以延展大腿內側、外側、後側的肌肉群。現在進入第三階段，延展的重點則放在腹股溝和大腿前側的肌肉，包括縫匠肌、髂腰肌、股直肌，全是讓大腿可以靈活轉動（內旋、外旋）的肌肉群。這三塊肌肉拉開了，將來我們才有辦法進入前弓後箭、新月、後彎、猿猴（側劈）等體位。

　　縫匠肌、髂腰肌、股直肌屬於多關節肌（下右圖）。所謂多關節肌，意指肌肉的起端到止端橫跨兩個以上的關節，多關節肌一收縮，便可帶動好幾個關節一起動作。

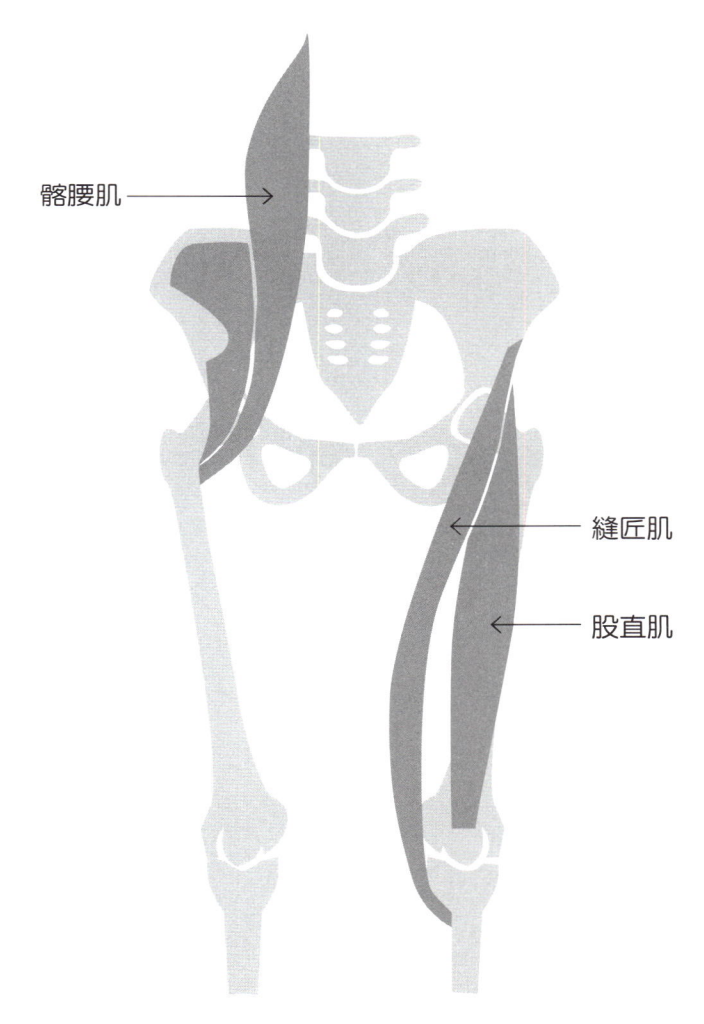

髂腰肌

縫匠肌

股直肌

多關節肌

躺姿 3

重點動作 2

🔘 24 分 50 秒
DVD

關鍵肌群

本動作是躺 2-1（參見第 50 頁）的進階動作，可徹底延展整隻腳的後側及外側肌群。練習時，請將意念放在膝蓋後側薄薄的股二頭肌（末端），去感覺它徹底延展的感覺。此處的伸展靈活，對於前彎與站姿瑜伽的動作流暢度，會有非常重要的幫助。

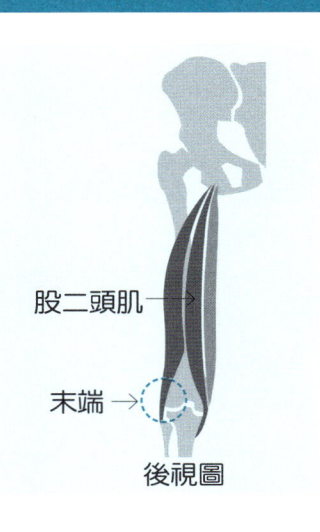

股二頭肌
末端
後視圖

手腕
左手支撐右膝，這個支撐的動作可訓練手腕支撐的力量。

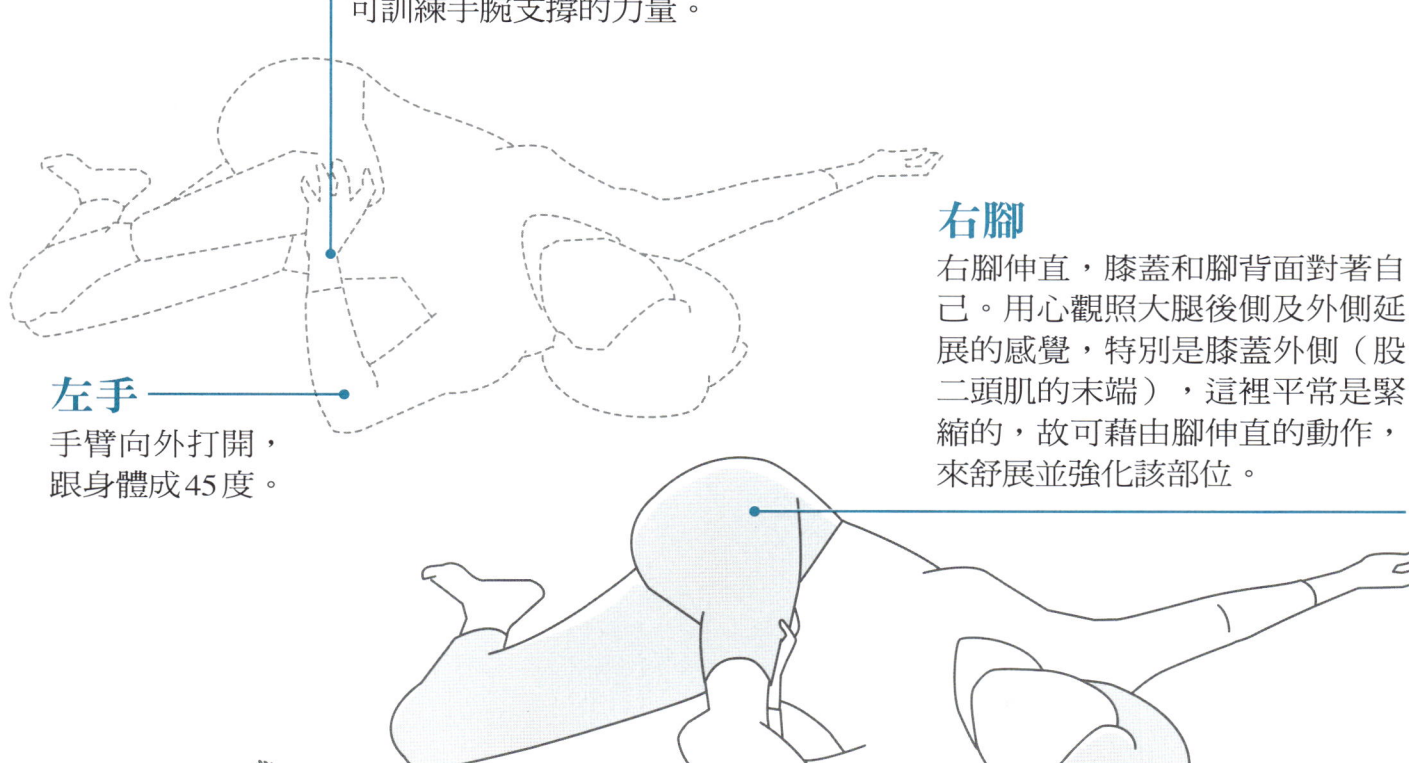

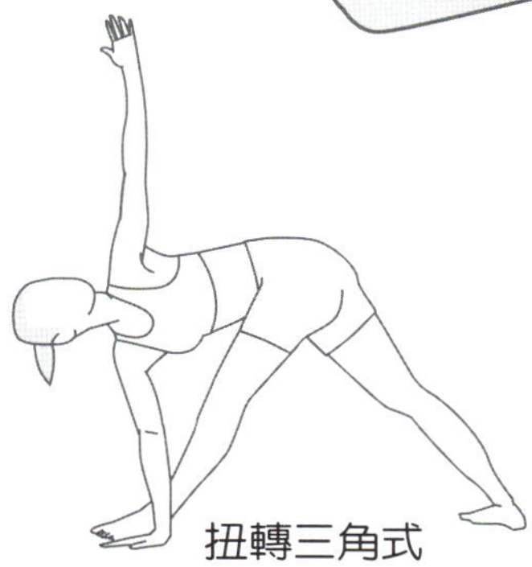

右腳
右腳伸直，膝蓋和腳背面對著自己。用心觀照大腿後側及外側延展的感覺，特別是膝蓋外側（股二頭肌的末端），這裡平常是緊縮的，故可藉由腳伸直的動作，來舒展並強化該部位。

左手
手臂向外打開，跟身體成 45 度。

扭轉三角式

佘老師的叮嚀

若將本動作轉個角度，看起來是不是很像站立的扭轉三角式？沒錯，這個動作已具備扭轉三角式的雛形嘍。

躺姿 3

重點動作 3

🎞 25 分 30 秒
DVD

關鍵肌群

本動作是躺 2-2（參見第 51 頁）的進階動作，延展整隻腳的內側及後側肌群。練習時，請將意念放在膝蓋內側，那裡是股薄肌和半腱肌的匯集之處。前一個動作可強化膝蓋外側，本動作可強化膝蓋內側，兩個動作結合起來，可大大提高膝蓋的穩定性。

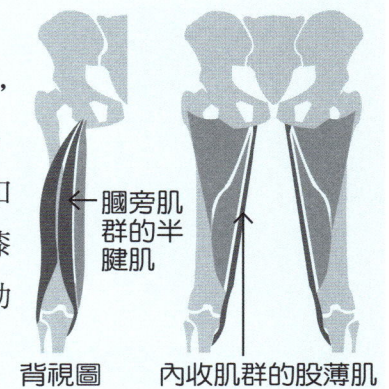

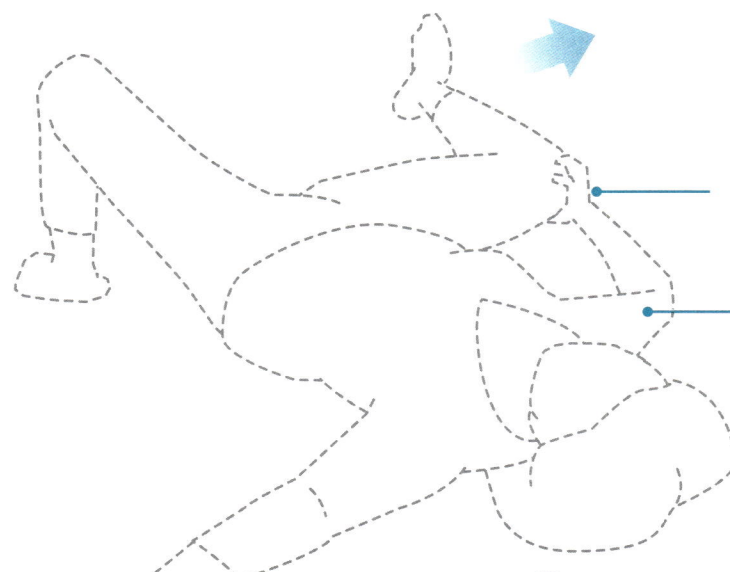

← 膕旁肌群的半腱肌

背視圖　　內收肌群的股薄肌

右手
手掌支撐右膝。這個支撐的動作可訓練右手腕支撐的力量。

右手
上臂向外打開，跟身體呈 45 度。

右腳
右腳伸直，膝蓋和腳背面對著自己。用心去觀照大腿後側、內側延展的感覺，特別是膝蓋內側，這裡平常是緊縮的。伸展此處對於前彎與站姿體位的外旋動作，將十分有幫助。

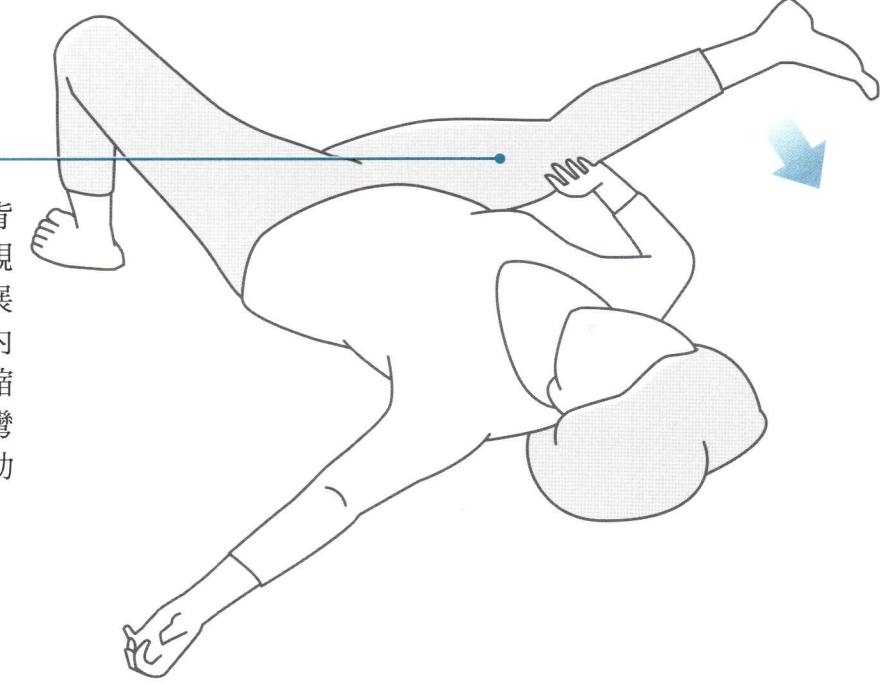

躺姿動作解析　57

躺姿 3

重點動作 4

🎬 26 分 26 秒
DVD

關鍵肌群

本動作可鍛鍊臀大肌、臀中肌和側腰的力量。特別是臀中肌，當我們站立和走動時，都是靠臀中肌穩定骨盆。臀中肌如果太緊，將來就無法做像坐 1-3（參見第 68 頁）這樣的扭轉動作。

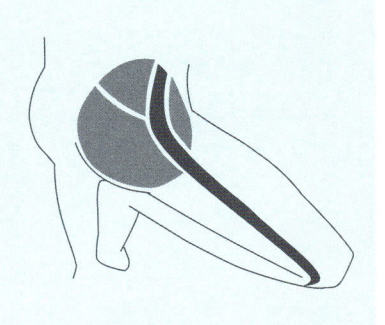

右腳
右腳屈膝，抬到腋窩處，去觀照臀部、大腿內側、大腿後側被拉開的感覺。

右手
放在身體的正前方，肘關節和腕關節呈九十度，以維持身體穩定。

左手
肩膀若感覺很緊，腋下懸空，請將手臂伸直，耳朵貼在手臂上。

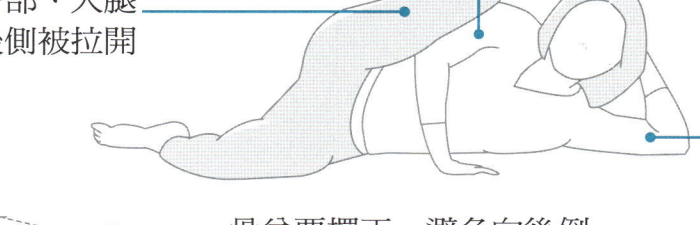

右腳
右腳伸直，你會感覺臀部和側腰用力，伸直的動作可鍛鍊臀大肌、臀中肌和側腰的力量。

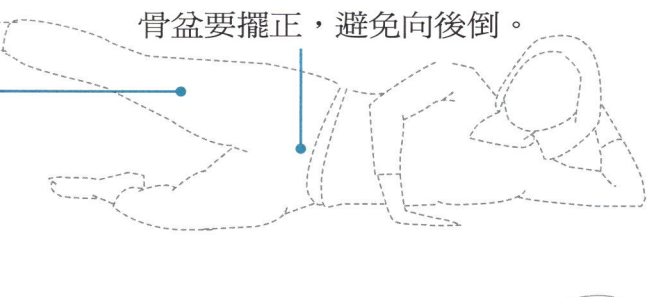

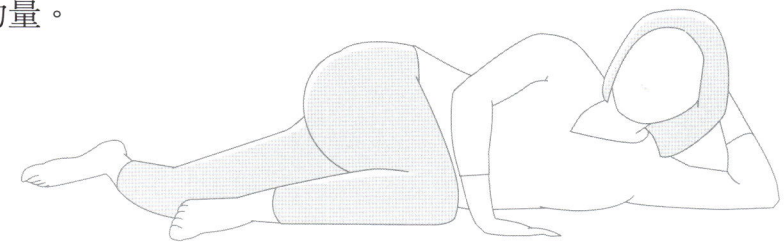

骨盆要擺正，避免向後倒。

結束之後，右膝放在地板上放鬆。

佘老師的叮嚀

彈性的肌肉應避免急遽收放

人體肌肉是充滿彈性的纖維組織，就拿橡皮筋來打比方吧！兩手各伸出一根手指頭，將橡皮筋拉到極限，這時如果忽然鬆開手指頭，橡皮筋會猛然一縮，反彈打到自己，但如果慢慢放，讓橡皮筋和緩的回復原有長度，橡皮筋就不會傷到我們。身體肌肉也一樣，應避免急遽收放，否則很容易造成肌肉勞損。因此，每當我們做完一個肌肉用力收縮的動作，最好讓肌肉休息片刻，回到放鬆的狀態，之後再慢慢延展開來。

躺姿3

重點動作 5

🄳 27 分 12 秒

關鍵肌群

本動作是躺 3-4（參見第 58 頁）的修復動作，可舒展剛才在用力收縮的臀部肌肉。每當你做完一個臀部收縮的動作，要緊接著做一個修復的動作，以舒展緊縮的臀部，否則臀部深層的梨狀肌過度緊繃會壓迫到坐骨神經。

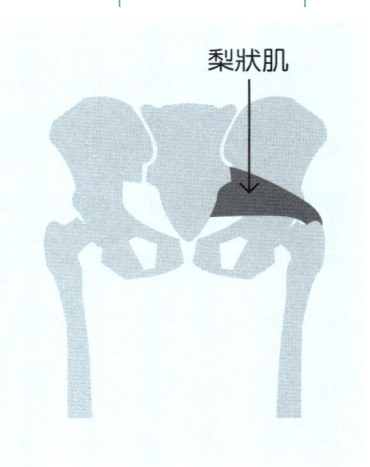

梨狀肌

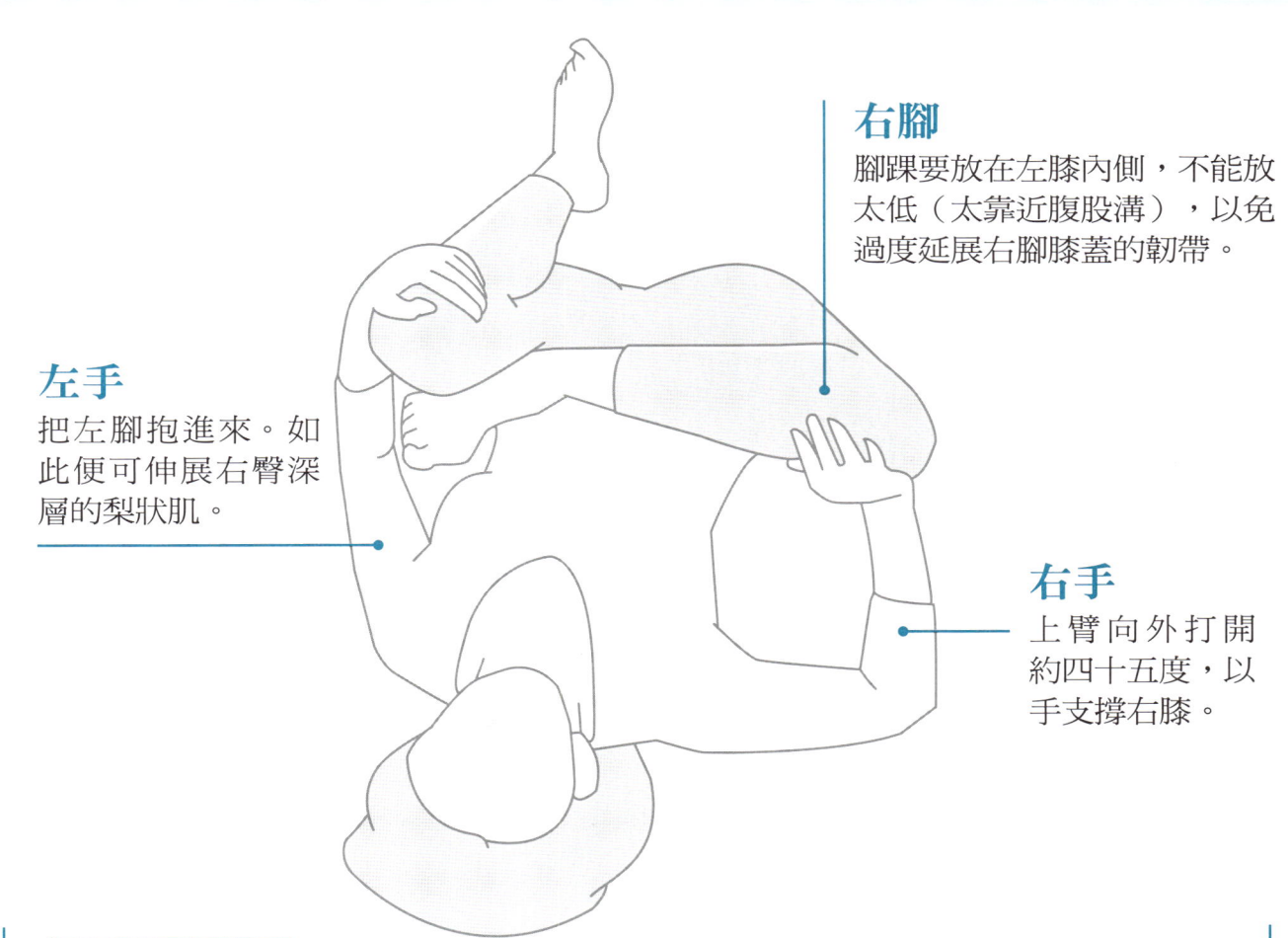

右腳
腳踝要放在左膝內側，不能放太低（太靠近腹股溝），以免過度延展右腳膝蓋的韌帶。

左手
把左腳抱進來。如此便可伸展右臀深層的梨狀肌。

右手
上臂向外打開約四十五度，以手支撐右膝。

佘老師的叮嚀

梨狀肌症候群

　　梨狀肌位在臀部深處，而坐骨神經又正好從梨狀肌底下穿過，沿著大腿後側一路往下延伸。所以，梨狀肌如果太過緊繃或長期被擠壓，就會摩擦或拉扯底下的坐骨神經，引發類似坐骨神經痛的症狀，故梨狀肌症候群又叫做假性坐骨神經痛，特別容易發生在久坐、愛翹腳、臀部肌肉過度緊繃的人身上。因此，每當我們做完一個臀部收縮動作，記得加上一個修復動作，將緊縮的臀部拉開，才能遠離梨狀肌症候群。

躺姿 4
重點動作 1

關鍵肌群
這個動作的重點是延展腹部和大腿前側的肌肉，並鍛鍊臀部和背部肌肉群的力量，為輪式、弓式等後彎體位作準備。

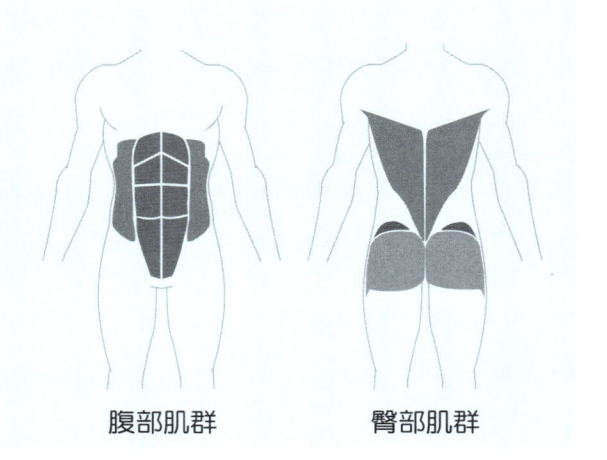

DVD 36 分 05 秒

腹部肌群　　臀部肌群

下巴
下巴貼住胸部，背部離地，只有肩膀和局部胸椎著地。

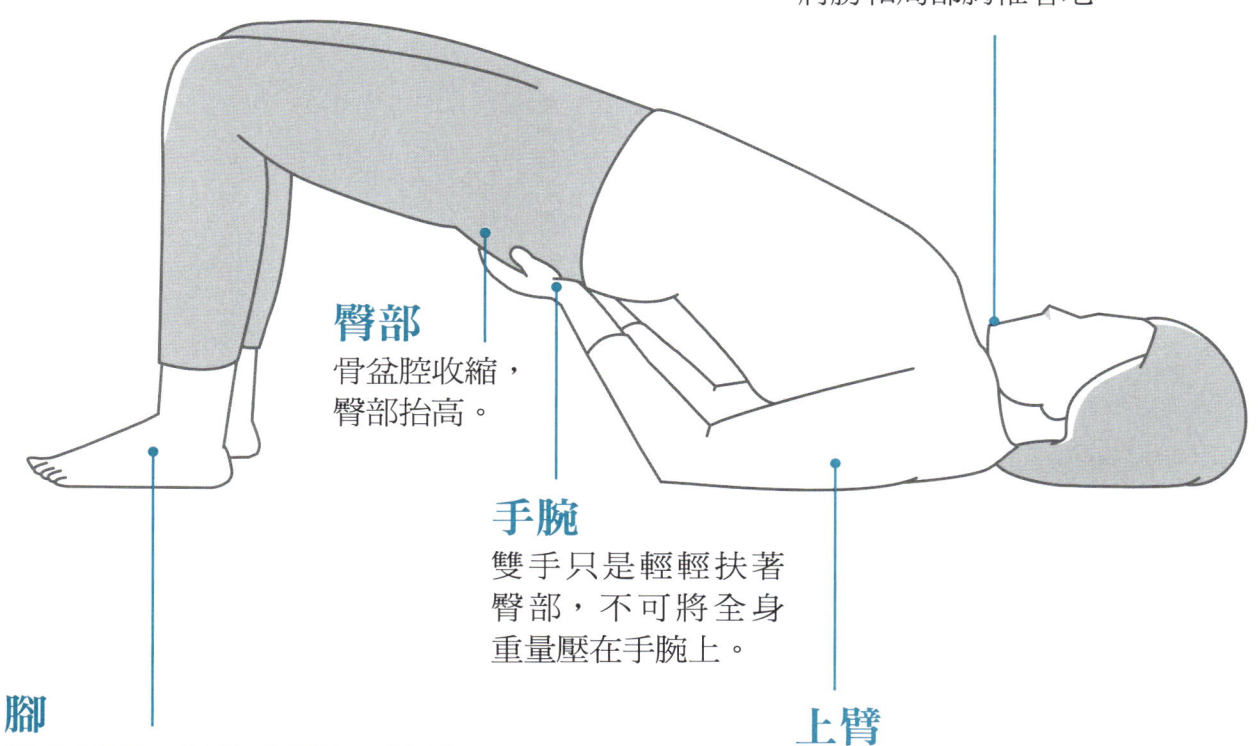

臀部
骨盆腔收縮，臀部抬高。

手腕
雙手只是輕輕扶著臀部，不可將全身重量壓在手腕上。

腳
腳掌平行，與骨盆同寬，膝蓋避免向外打開，要確保骨盆、膝蓋、第二腳趾頭成一直線。

上臂
上臂避免外張，盡量往身體的中軸線集中，手臂支撐的力量才不會分散掉。

> **佘老師的叮嚀**

後彎體位應從延展胸椎開始

　　前面說過，人體總共有 33 塊脊椎，每塊脊椎約可活動十度。

　　從解剖學來看，頸椎與腰椎要比胸椎更容易向後延展（後彎），除了因為胸椎本身的構造不易活動外，最主要的原因還是上班族長期伏案工作，胸部內縮，背部豎脊肌缺乏力量，無法有效延展胸椎。因此一般人在做輪式或弓式，總是過度鉸合頸椎和腰椎（下圖 A、B、C 三點），胸椎這一段反而沒有伸展。

　　為了避免脊椎延展不均勻，初學者應該先強化背部豎脊肌，擴大胸椎活動及延展的幅度。唯有當胸椎開展了，後彎的角度才能真正由每一塊脊椎平均分攤，而不是集中在脆弱的頸椎和腰椎。

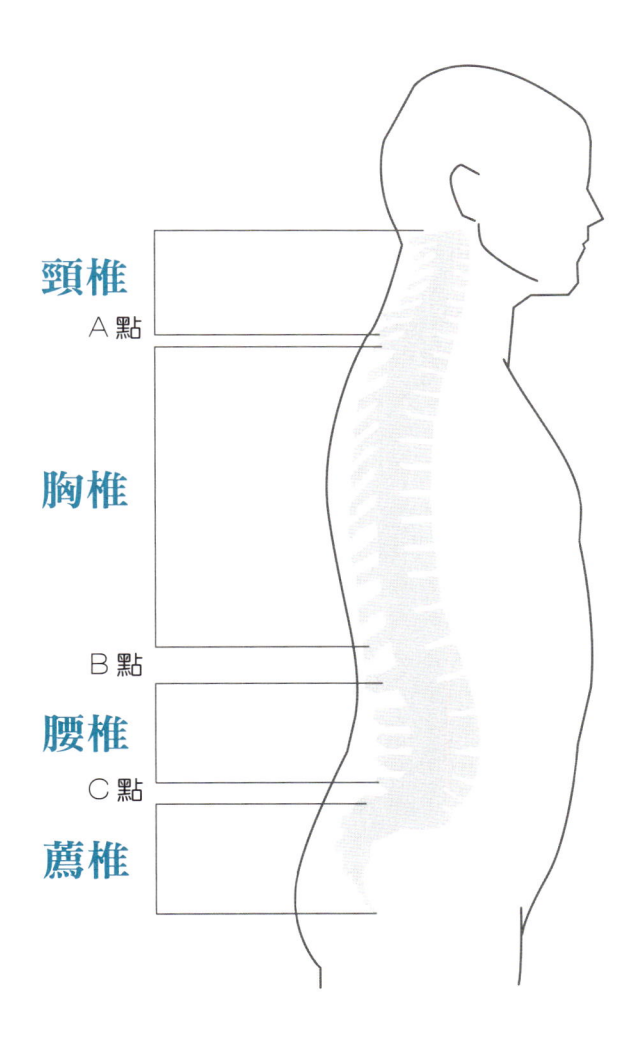

頸椎
A 點

胸椎

B 點
腰椎
C 點
薦椎

躺姿4
重點動作 2

關鍵肌群
本動作是躺 4-1（參見第 60 頁）的平衡動作：剛才延展的肌肉（腹肌），現在要用力縮收，而剛才被擠壓的部位（上背肌群），此刻必須延展開來。

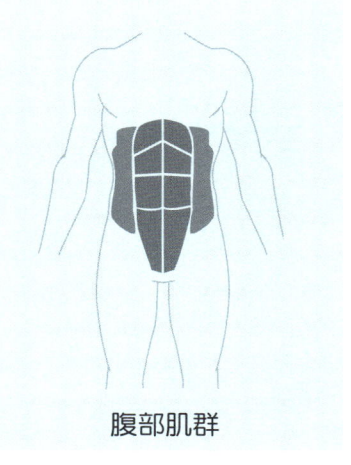

🅓 37 分 42 秒
DVD

腹部肌群

膝
膝蓋併攏，讓腳掌和膝蓋構成一個三角架構。

頭
頭部抬高，上背離地，你會感覺下腹及大腿內側的肌肉用力收縮，微微發抖，而上背肌群延展開來。

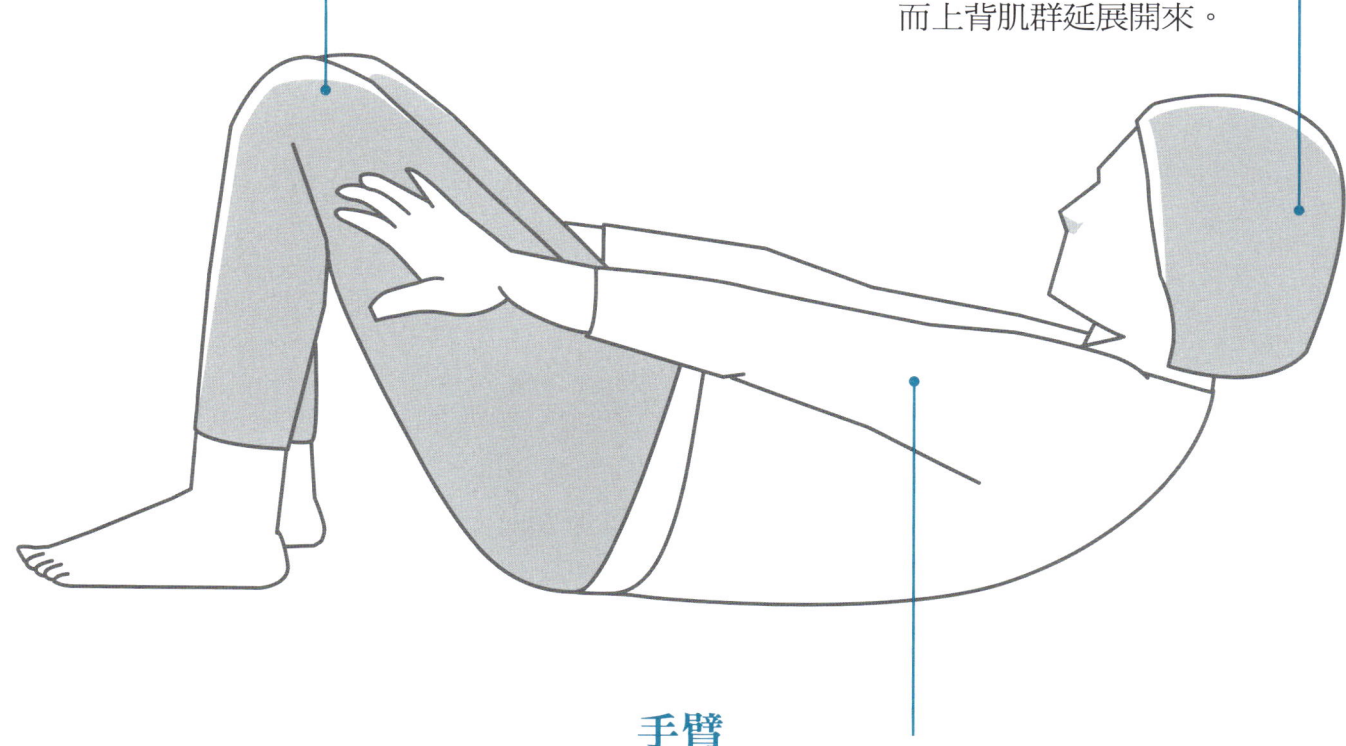

手臂
手臂伸直，向內轉，掌心朝外。掌心外翻的動作看似細微，實際上可將手臂肌肉像扭毛巾一般延展開來。

躺姿4
重點動作3

關鍵肌群

本動作是烏龜式和娃娃式的前導動作，也是躺4-1（參見第60頁）的平衡姿勢，可拉開在躺4-1用力收縮的臀部（臀大肌）、大腿後側（膕旁肌群）、下背肌肉。

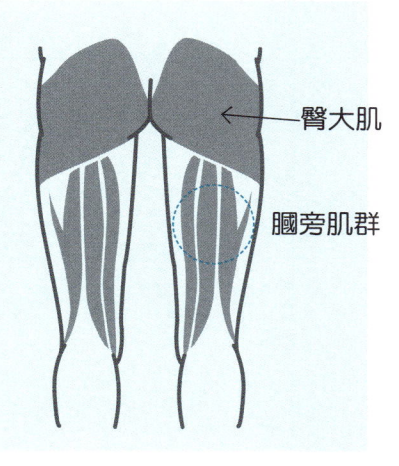

← 臀大肌
膕旁肌群

DVD 39分26秒

腳掌
腳掌併攏，雙手抱住腳掌，把腳抬到頭部的正上方，去感覺臀部和大腿後側肌肉的延展。

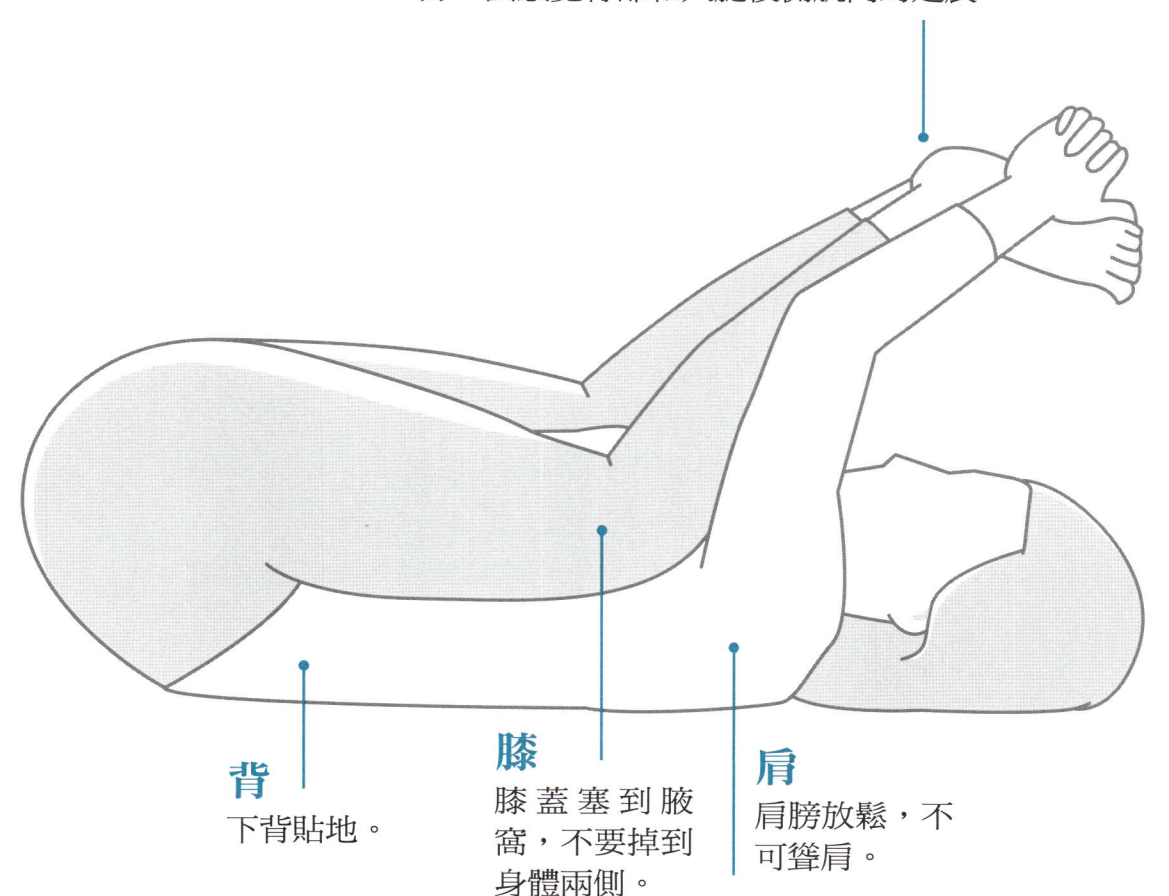

背
下背貼地。

膝
膝蓋塞到腋窩，不要掉到身體兩側。

肩
肩膀放鬆，不可聳肩。

給骨頭適度的壓力更健康

　　人到了一定年紀，都會擔心骨質流失，特別是骨質疏鬆症的患者，會刻意減少運動的頻率，深怕不小心跌倒或碰撞，脆弱的骨頭應聲斷裂。

　　不過根據醫學研究，適度的壓力可刺激骨細胞再生，因為人若缺乏對抗地心引力的活動，身體會以為骨骼不用支撐，也就沒必要繼續製造骨細胞。太空人就是最極端的例子，他們在失重的環境下生活三週，骨質流失兩成以上。

　　因此，骨鬆患者非但不可減少運動，且要選擇會對骨頭施加適度壓力的運動，瑜伽正是醫學界高度重視的選項。

動作解析

坐姿

練習坐姿應掌握兩大重點。第一、強化下盤，教你以輕鬆而正確的方式，穩定地坐在地板上，體會向下扎根的感覺。

第二、延展背闊肌。背闊肌屬於下背表層肌肉，從骨盆延伸至上臂骨內緣，占據背部 2/3 面積。而我們延展區塊集中在兩處，一在背闊肌末端，背闊肌連結上臂骨那一段延展開來，手臂才能向上舉高，另一在背闊肌起端，背闊肌連結骨盆這一段徹底拉開，上半身才能順利前彎。

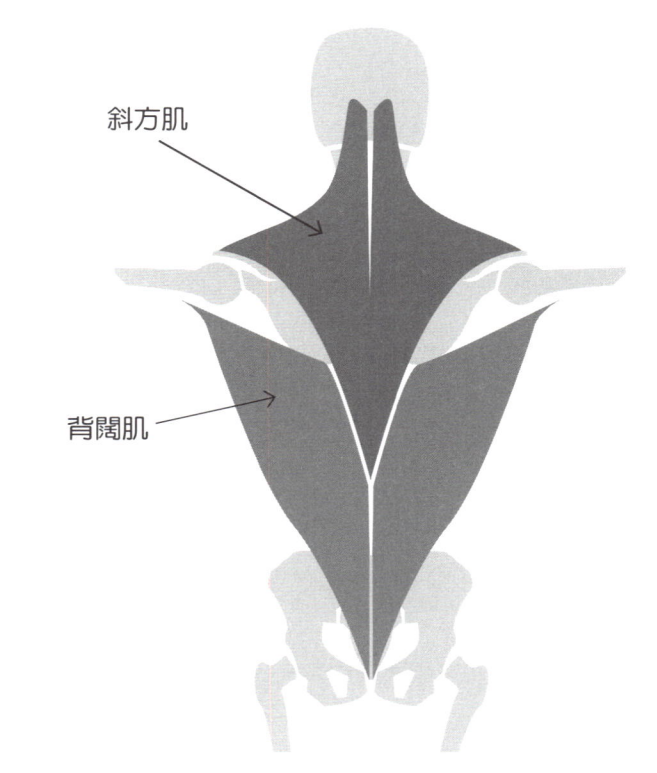

斜方肌

背闊肌

背部練習重點

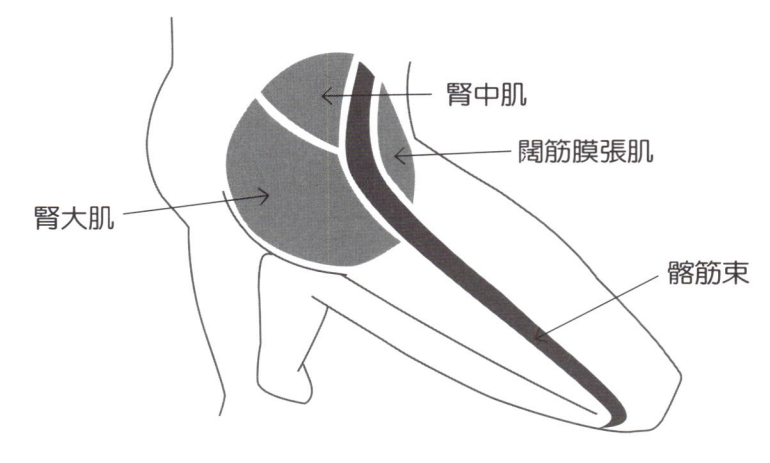

臀中肌

闊筋膜張肌

臀大肌

髂筋束

下半身練習重點

坐姿 1

重點動作 1

⏺ 1 分 48 秒
DVD

關鍵肌群

本動作可延展脅下肌。脅下肌指腋窩以下的肌群，包括背闊肌（末端）、前鋸肌。上班族整天打電腦，脅下肌普遍僵緊，故可藉由本動作初步延展背闊肌和大圓肌。前鋸肌是呼吸輔助肌，可提高肋骨，擴展胸部，加深呼吸。

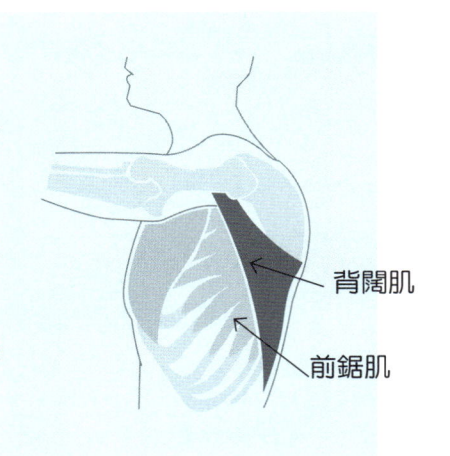

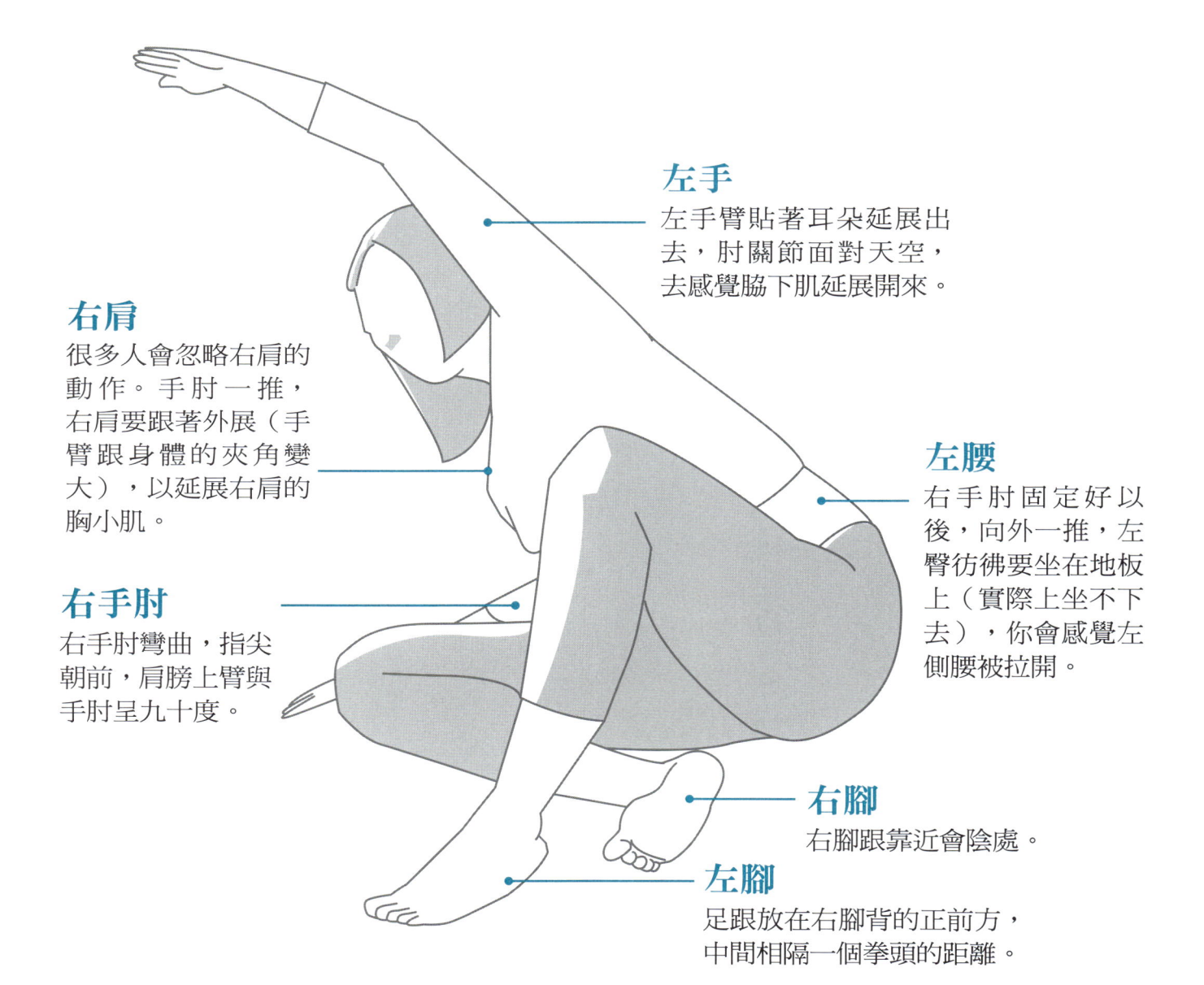

— 背闊肌
— 前鋸肌

左手
左手臂貼著耳朵延展出去，肘關節面對天空，去感覺脅下肌延展開來。

右肩
很多人會忽略右肩的動作。手肘一推，右肩要跟著外展（手臂跟身體的夾角變大），以延展右肩的胸小肌。

右手肘
右手肘彎曲，指尖朝前，肩膀上臂與手肘呈九十度。

左腰
右手肘固定好以後，向外一推，左臀彷彿要坐在地板上（實際上坐不下去），你會感覺左側腰被拉開。

右腳
右腳跟靠近會陰處。

左腳
足跟放在右腳背的正前方，中間相隔一個拳頭的距離。

坐姿 1

重點動作 2

DVD 2 分 29 秒

關鍵肌群

本動作是坐 1-1（參見第 66 頁）的進階動作，除了可伸展脇下肌之外，另一個重點是延展胸肌（胸大肌）和腹肌（腹外斜肌），並鍛鍊肩胛骨周邊肌肉的力量。特別是強化腹外斜肌有助於後續的扭轉動作。

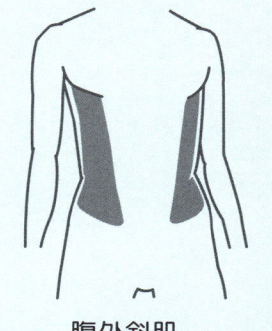

腹外斜肌

左手
手臂向後打開，不要太靠近耳朵，可延展胸肌和腹肌。

左側肩胛骨
肩胛骨周圍的肌肉要稍微用力收縮，肌肉一收縮，你會感覺胸部更挺了，並加深胸肌和腹肌的延展。

右手
指尖向前，肩膀上臂與手肘呈九十度，手肘和前臂固定在地板上。

佘老師的叮嚀 　同樣動作，角度不同，訓練的部位也不同

　手臂向後打開的動作，其實跟躺姿 1-3 很像，可拉開胸大肌、腹外斜肌。只不過兩個動作著力點不同，所強化的部位也不一樣。

　在躺姿 1-3，肩胛骨周圍的肌肉無需用力，手臂只要隨著地心引力的引導向外打開就好了。可是在坐 1-2，手臂打開的動作就要借助肩胛骨肌肉的幫忙了。

　首先，右手肘牢牢的固定在地板上，接著，右手肘一撐，胸部向前挺，左側的肩胛骨稍微用力收縮，將左手臂向後打開。注意到了嗎？肩胛骨稍微用力，不僅可擴展胸部，還可加深胸肌和腹肌的伸展，並強化肩胛骨周邊肌肉的力量。由此可見，手部動作看似一樣，但角度不同，訓練的部位也不同。

坐姿 1

重點動作 3

🔘 3 分 38 秒
DVD

關鍵肌群

本動作是簡易扭轉體位，可延展背闊肌和胸鎖乳突肌。練習扭轉動作要把握的原則：脊椎要先拉長，再扭轉，以確保每一節脊椎轉動角度都很均勻。但要如何拉長脊椎？很簡單，坐骨向下扎根，頭部向上延展，藉由這兩股力量延展脊椎。

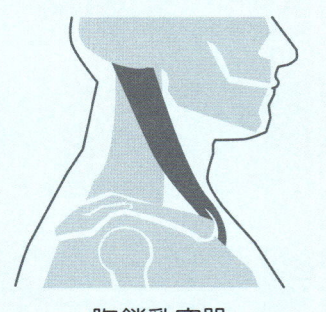

胸鎖乳突肌

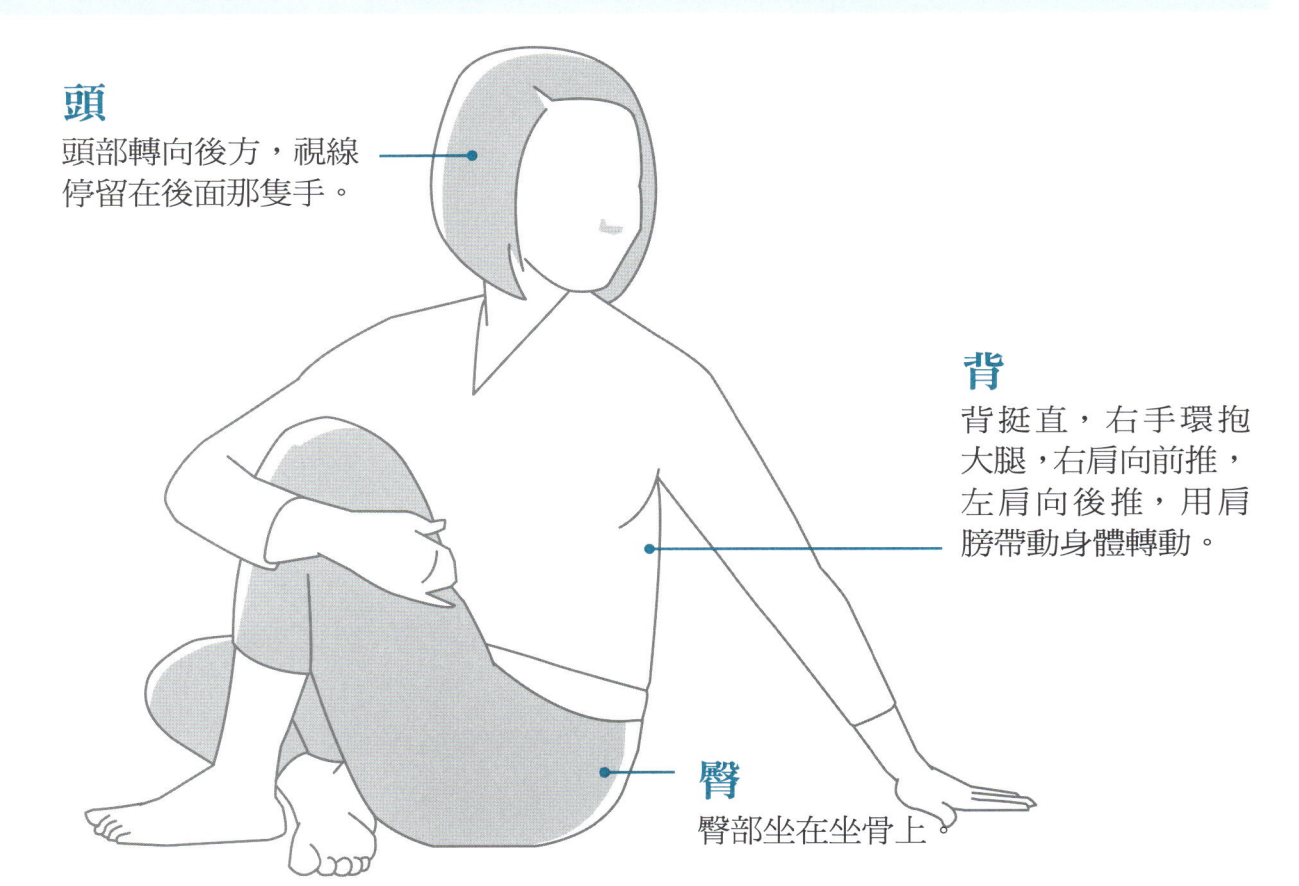

頭
頭部轉向後方，視線停留在後面那隻手。

背
背挺直，右手環抱大腿，右肩向前推，左肩向後推，用肩膀帶動身體轉動。

臀
臀部坐在坐骨上

佘老師的叮嚀 **學習坐在坐骨上**

練習坐姿，最重要的是學習坐在坐骨上（右圖）。身體若能穩穩的坐在坐骨上，骨盆置中，既不向前傾，也不向後倒，腰椎呈現自然的弧度，背部保持平直，一點都不費力。但是，我們怎麼知道自己有沒有坐在坐骨上呢？本書提供幾個步驟：

Step 1：伸出食指和中指，找到臀部兩塊凸起的骨頭，那就是坐骨。

Step 2： 手指按住坐骨後，找張椅子，體會一下坐在坐骨上的感覺，這時，背部應該可以輕鬆挺直。

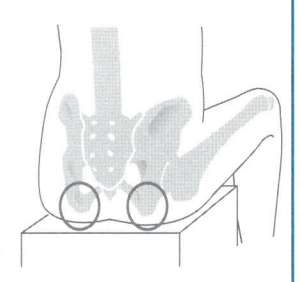

坐姿 1

重點動作 4

🔘 7 分 06 秒
DVD

關鍵肌群

本動作是扭轉體位的修復動作，可將剛才扭轉的脊椎一節一節拉開，使之回復平直的狀態。也可拉開大腿內側的恥骨肌和下背肌群，恥骨肌柔軟了，以後練蝴蝶式，膝蓋才能接近地板；下背肌群鬆解開來，上半身才有辦法前彎。

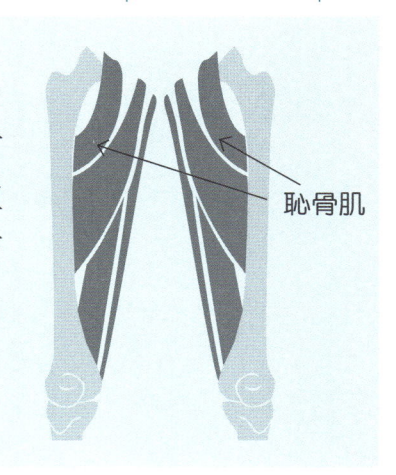

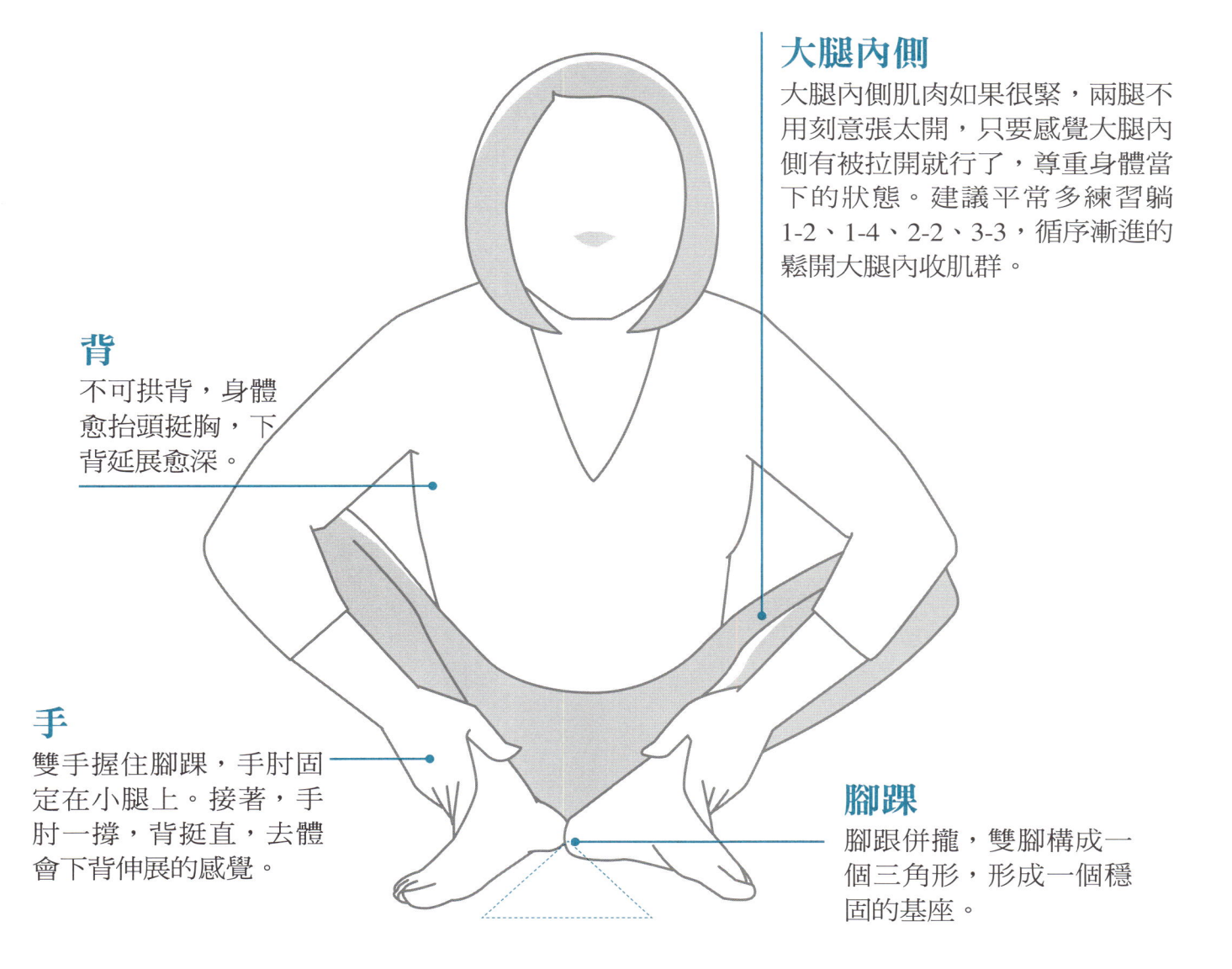

→ 恥骨肌

大腿內側

大腿內側肌肉如果很緊，兩腿不用刻意張太開，只要感覺大腿內側有被拉開就行了，尊重身體當下的狀態。建議平常多練習躺1-2、1-4、2-2、3-3，循序漸進的鬆開大腿內收肌群。

背

不可拱背，身體愈抬頭挺胸，下背延展愈深。

手

雙手握住腳踝，手肘固定在小腿上。接著，手肘一撐，背挺直，去體會下背伸展的感覺。

腳踝

腳跟併攏，雙腳構成一個三角形，形成一個穩固的基座。

坐姿 2

重點動作 1

關鍵肌群

本動作是簡易扭轉動作,除了可延展背部的背闊肌和頸部的胸鎖孔突肌,也可以拉開胸小肌和前鋸肌。胸小肌連接、穩定肩胛骨,並幫助胸腔的張縮,是瑜伽呼吸法與貓式體位練習的要領之一。

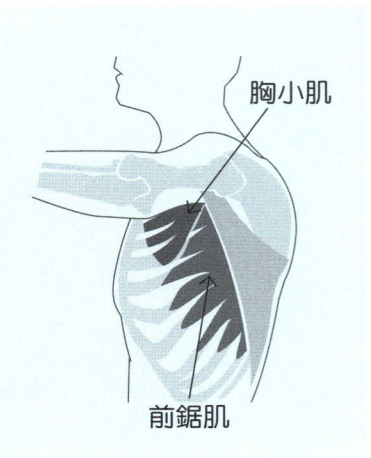

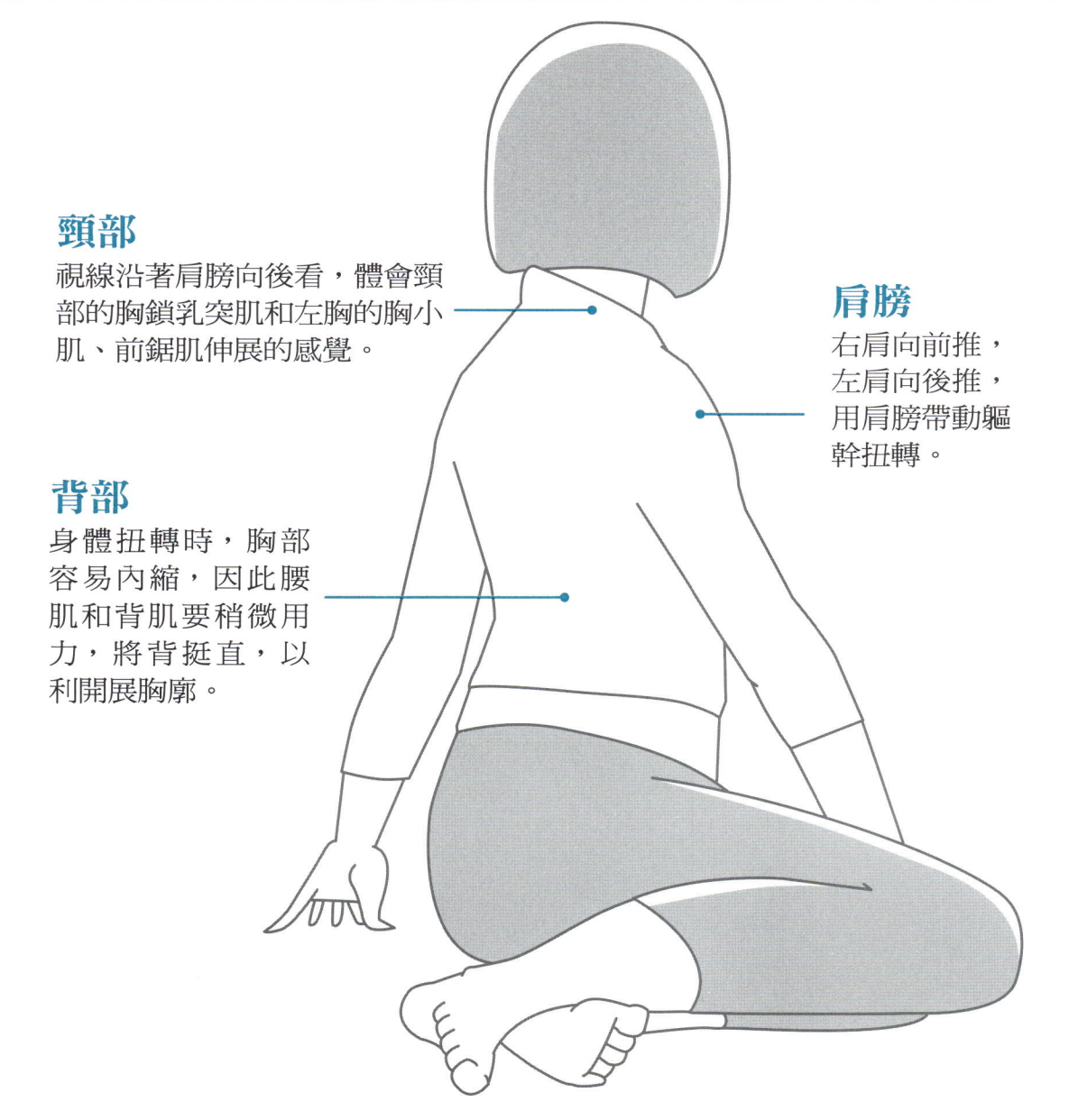

胸小肌
前鋸肌

DVD 8 分 26 秒

頸部
視線沿著肩膀向後看,體會頸部的胸鎖乳突肌和左胸的胸小肌、前鋸肌伸展的感覺。

肩膀
右肩向前推,左肩向後推,用肩膀帶動軀幹扭轉。

背部
身體扭轉時,胸部容易內縮,因此腰肌和背肌要稍微用力,將背挺直,以利開展胸廓。

坐姿 2
重點動作 2

> 9 分 00 秒
> DVD

關鍵肌群

本動作的重點是抬臀。為什麼要練習抬臀？若有機會觀察行動遲緩者走路的話，你會發現他們行走時無法「扭臀擺腰」，因為腰臀肌肉僵緊無力，難以帶動骨盆轉動，導致走路的步幅愈來愈小。因此，抬臀的動作就是為了訓練腰部和臀部靈活收（縮）放（鬆），以強化腰、臀肌群。

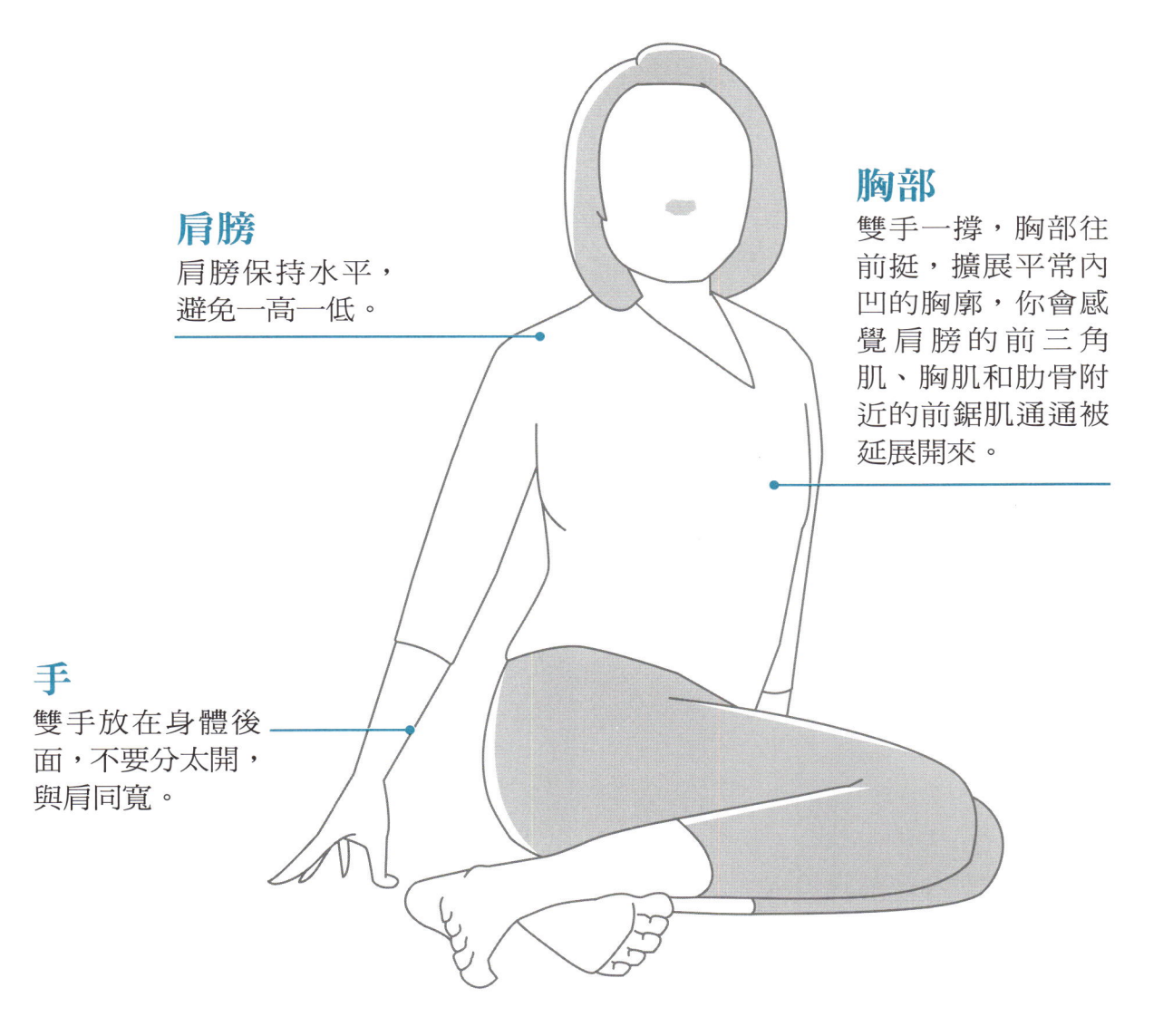

肩膀
肩膀保持水平，避免一高一低。

胸部
雙手一撐，胸部往前挺，擴展平常內凹的胸廓，你會感覺肩膀的前三角肌、胸肌和肋骨附近的前鋸肌通通被延展開來。

手
雙手放在身體後面，不要分太開，與肩同寬。

坐姿動作解析

坐姿 2

重點動作 3

關鍵肌群

本動作藉由單腳開闔的動作，鬆開大腿內側的內收肌群，並增加腸股韌帶的彈性。內收肌群與腸股韌帶有彈性，是做劈腿（正劈）、蝴蝶式或弓箭步時的重要關鍵。

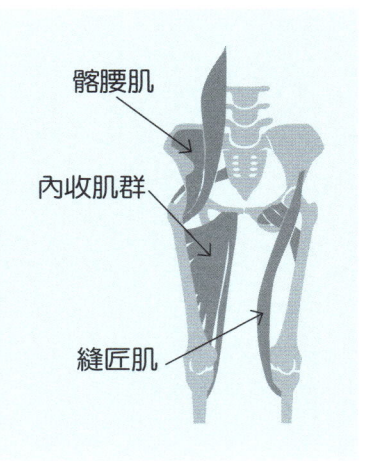

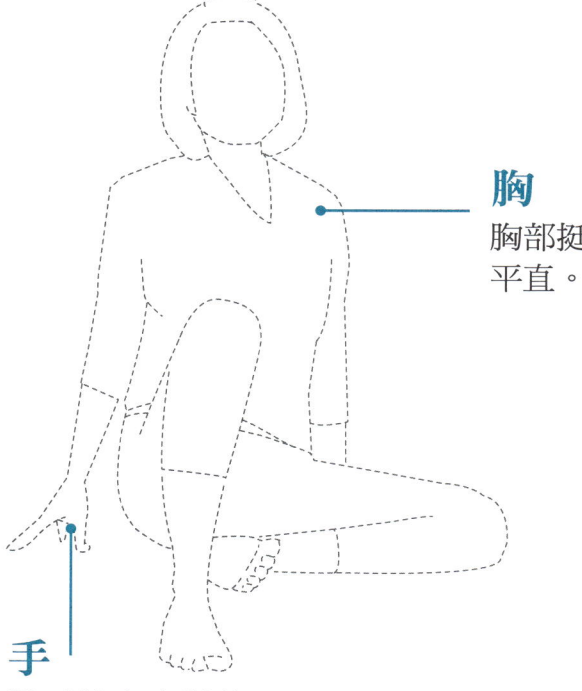

髂腰肌
內收肌群
縫匠肌

DVD 9 分 20 秒

胸
胸部挺，背部保持平直。

手
雙手放在身體後面，不要分太開，與肩同寬。

腳
身體穩定以後，再將右腳慢慢打開。右腳打開時，請將注意力放在大腿的內收肌群，經過幾個階段的練習，你有沒有感覺大腿內側愈來愈柔軟，膝蓋離地板愈來愈近了？

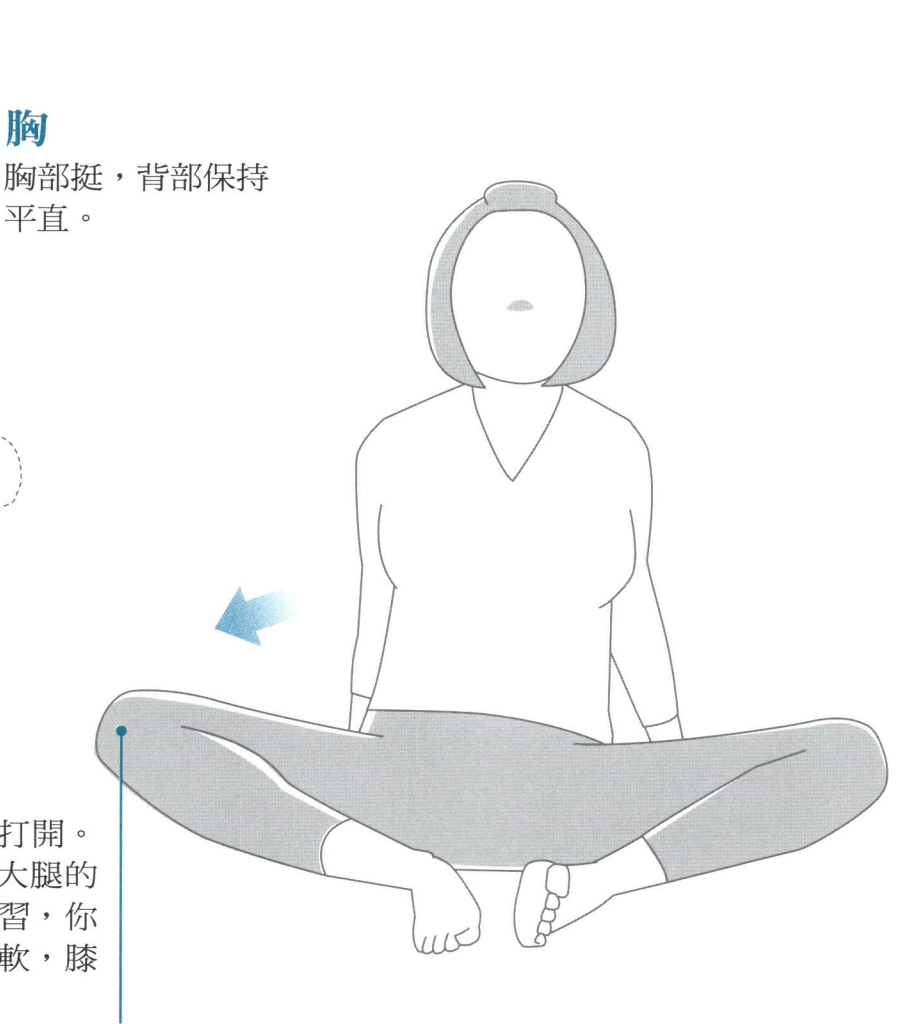

坐姿 3

重點動作 1

⊙ 13 分 15 秒
DVD

關鍵肌群

本動作可延展縫匠肌和髖部（腹股溝）的肌群。仔細觀察本姿勢，你會發現腳部的動作其實跟躺 3-1（參見第 54 頁）一樣，只不過現在身體坐起來，著力點縮小，而兩腳也張得比較開，因此核心肌群（腹肌和背肌）要稍微用點力，以維持身體平衡。

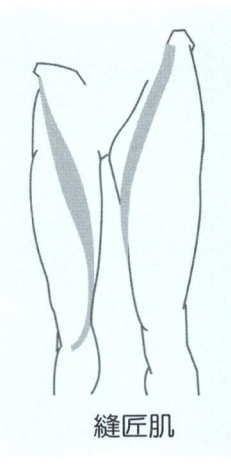

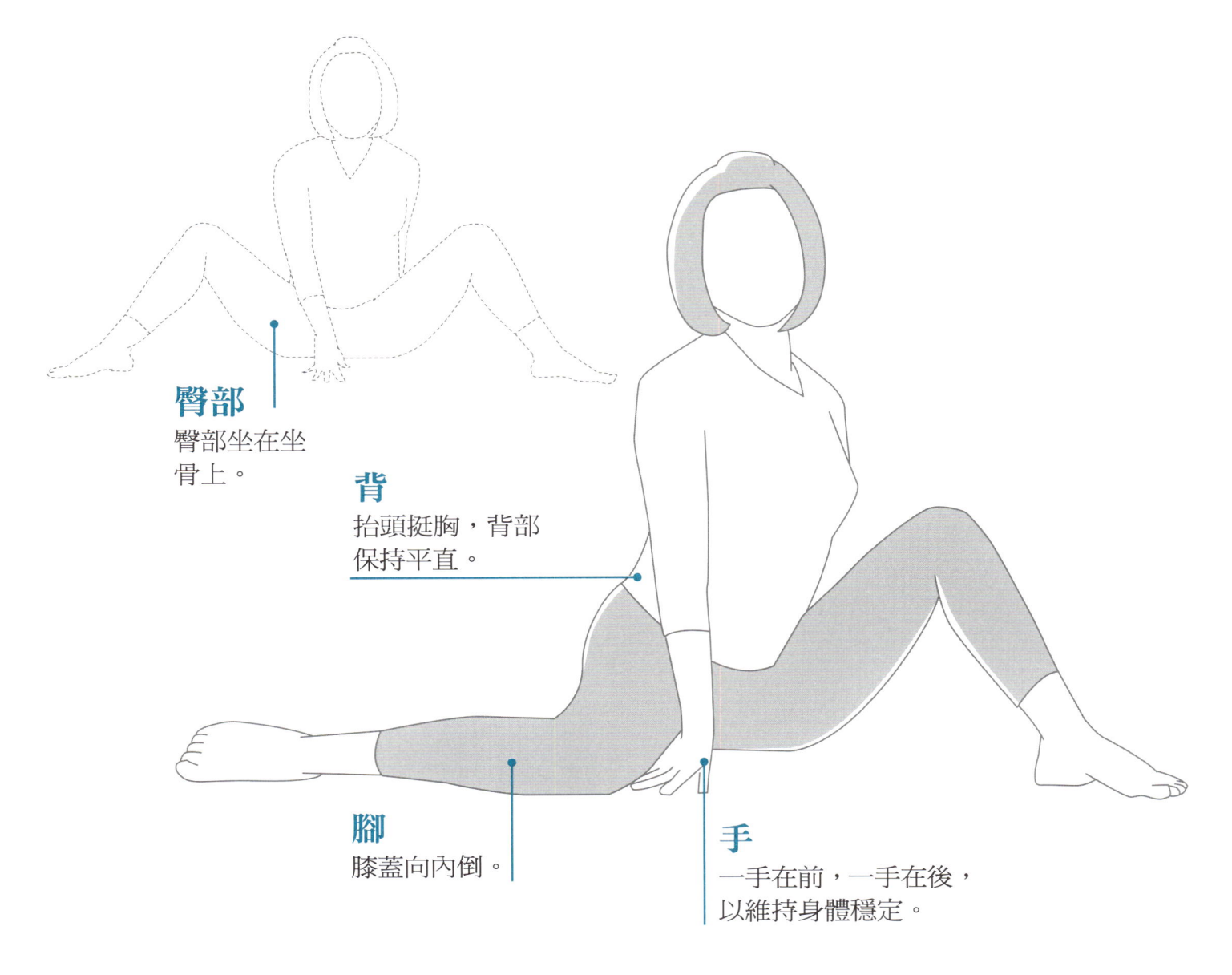

縫匠肌

臀部
臀部坐在坐骨上。

背
抬頭挺胸，背部保持平直。

腳
膝蓋向內倒。

手
一手在前，一手在後，以維持身體穩定。

坐姿動作解析

坐姿 3

重點動作 2

關鍵肌群

本動作進步一加強伸展內收肌群、髂腰肌、縫匠肌，對於烏鴉式、輪式的流暢很有幫助，也是雲雀式的準備動作。

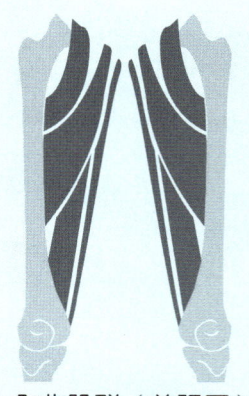

14 分 02 秒

內收肌群（前視圖）

臀部
臀部坐在坐骨上，身體穩固之後，再進行腿部開闔的動作（膝蓋向內倒）。

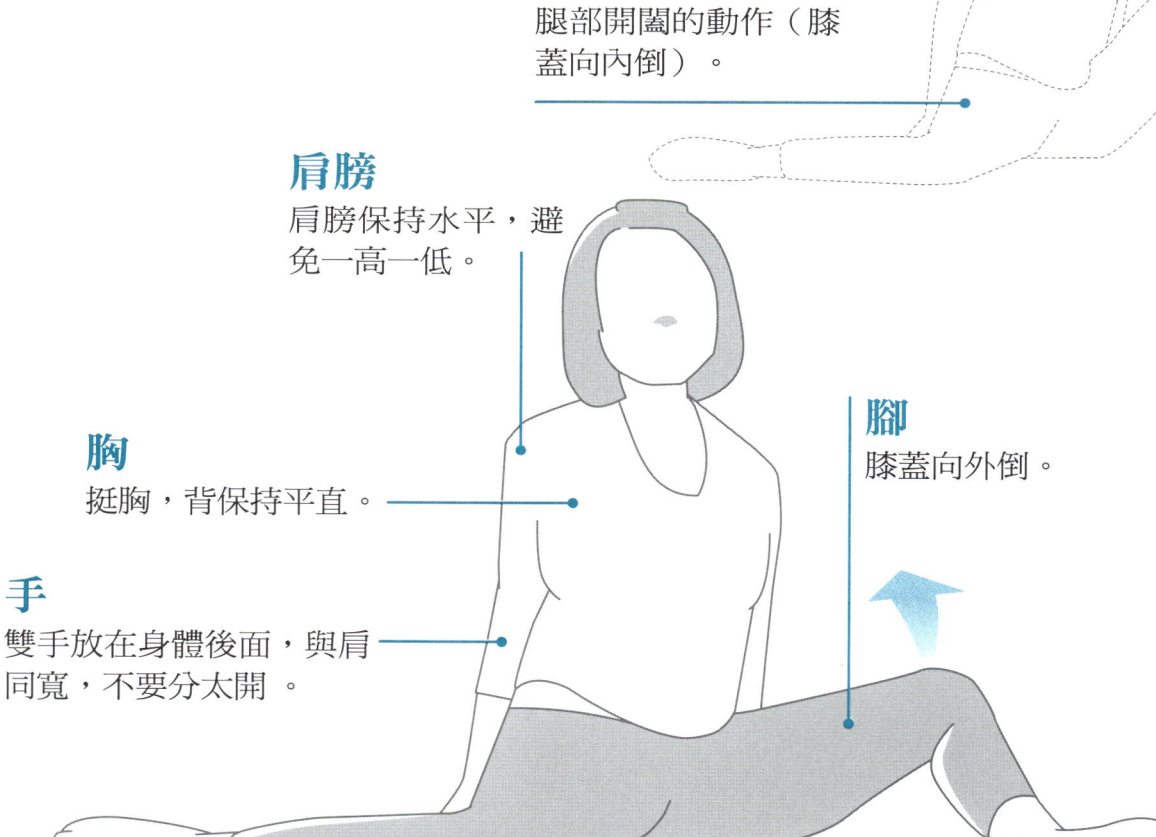

肩膀
肩膀保持水平，避免一高一低。

胸
挺胸，背保持平直。

手
雙手放在身體後面，與肩同寬，不要分太開。

腳
膝蓋向外倒。

坐姿3
重點動作 3

⏺ 15 分 13 秒
DVD

關鍵肌群

本動作有三個重點,第一個是延展下背和腰部的肌肉,第二個是拉開背闊肌末端和大圓肌,第三是伸展肩膀的旋轉肌群(棘上肌、棘下肌與肩胛下肌)。旋轉肌群柔軟了,等一下進入坐3-6(參見第78頁),手臂才有辦法反轉、放在後背。

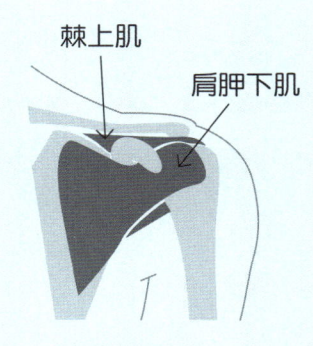

棘上肌
肩胛下肌

肩旋轉肌群
(前視圖)

右手
手掌放在右膝上,手肘向前推。手肘向前推的動作,除了可活動肩關節,更可拉開腰部和下背的肌肉,因此練習時,請將意念放在右腰及下背的延展。

左手
手肘穩穩的靠在左大腿上,給身體一個穩定的支撐點。左大腿要若是無法貼地,就將左手放在大腿下方,掌心貼地。

腳
足跟和腳背要保持兩個手掌的距離。

左腳
左腳往身體靠攏,足跟抵住生殖輪(會陰處)。若大腿無法貼地,可用瑜伽磚墊著。

坐姿3
重點動作 4

關鍵肌群
本動作可同時延展腰部和下背的肌肉（背闊肌、大圓肌），加強肩部旋轉肌群，手肘與腕關節周邊肌群，並拉開大腿內側的內收肌群和髂腰肌（末端段）。

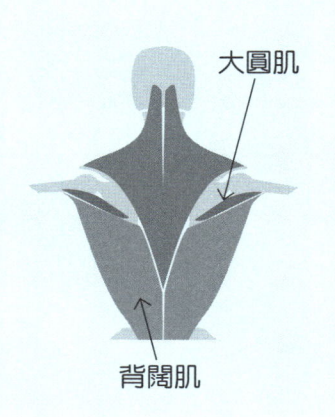

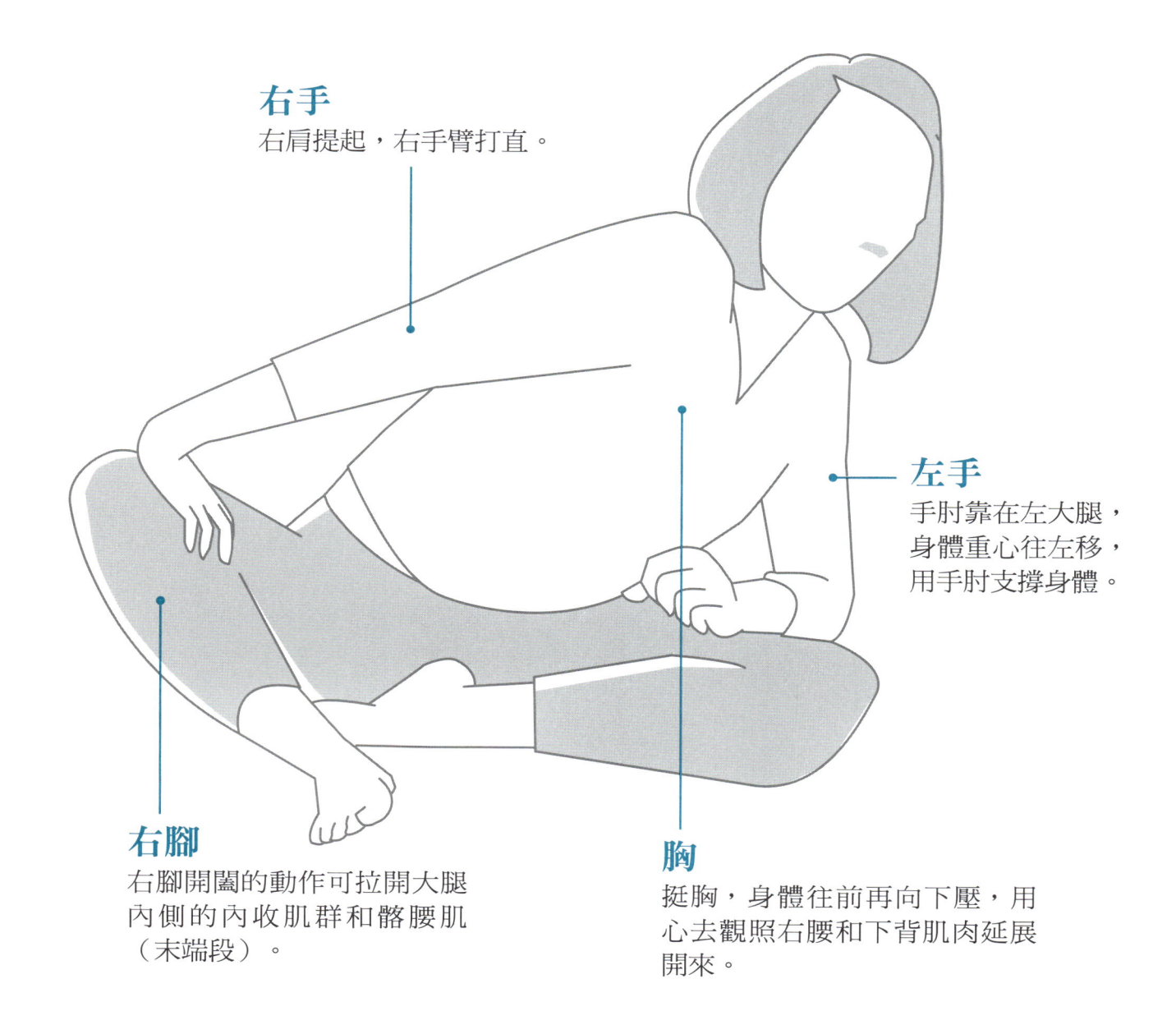

大圓肌
背闊肌

DVD 16 分 01 秒

右手
右肩提起，右手臂打直。

左手
手肘靠在左大腿，身體重心往左移，用手肘支撐身體。

右腳
右腳開闊的動作可拉開大腿內側的內收肌群和髂腰肌（末端段）。

胸
挺胸，身體往前再向下壓，用心去觀照右腰和下背肌肉延展開來。

坐姿3

重點動作 5

🔘 16 分 26 秒
DVD

關鍵肌群

練習本動作要注意重心的轉移，當重心在左手時，會拉開你的右下背，當重心移到右手肘時，除了可延展左下背，還可拉開右臀的臀大肌，及右大腿後側的肌群。大腿後側有彈性了，我們後面進入坐3-7（參見第 79 頁）才有辦法做抬腳動作。

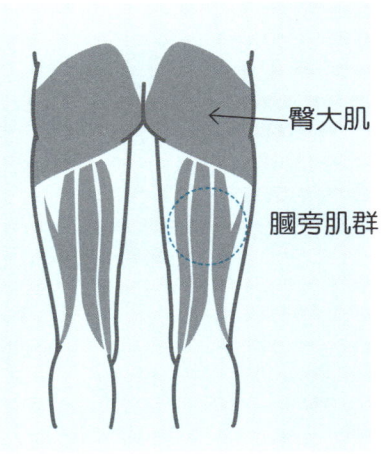

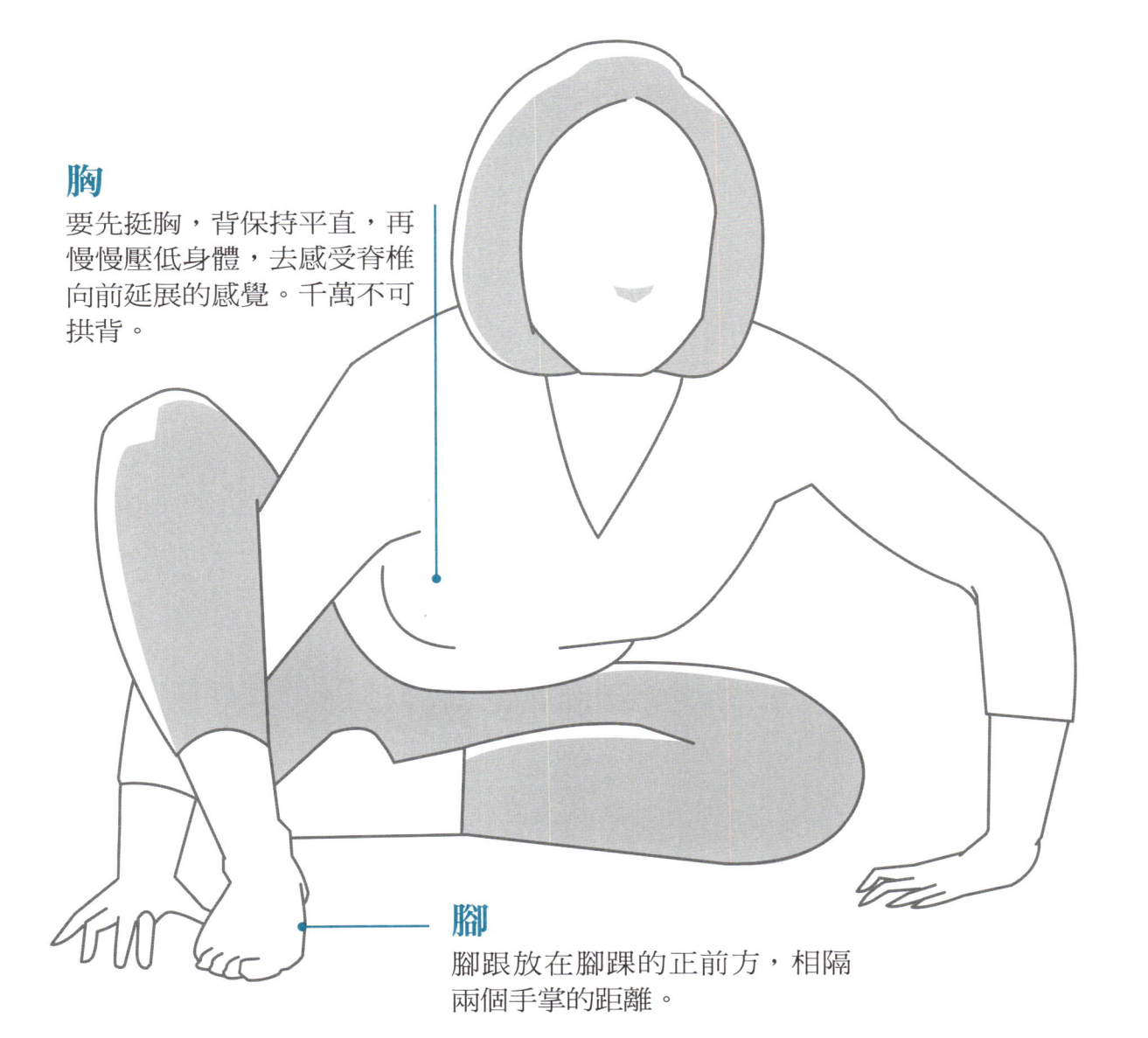

→ 臀大肌
→ 膕旁肌群

胸

要先挺胸，背保持平直，再慢慢壓低身體，去感受脊椎向前延展的感覺。千萬不可拱背。

腳

腳跟放在腳踝的正前方，相隔兩個手掌的距離。

坐姿動作解析

坐姿 3

重點動作 6

🖸 16 分 55 秒
DVD

關鍵肌群

本動作是烏龜式的先導動作，難度比較高，前面已經藉由坐 3-3～坐 3-5（參見第 75～77 頁）鬆開你的腰部和下背，肩關節也可靈活轉動。下一步就是收縮大、小菱形肌，紓解平常因駝背而拉長導致彈性疲乏的狀態，有助於擴胸動作的練習。

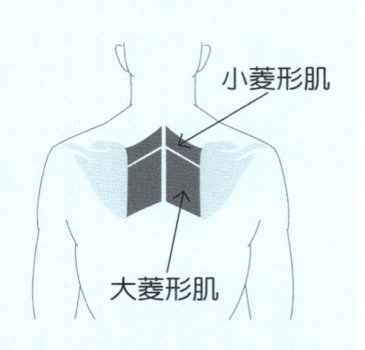

小菱形肌
大菱形肌

右手

右手臂穿過右腳後，繞到背後握住左手。手臂若是無法轉到背部，請回頭練習坐 3-3，先徹底延展肩膀的旋轉肌群。

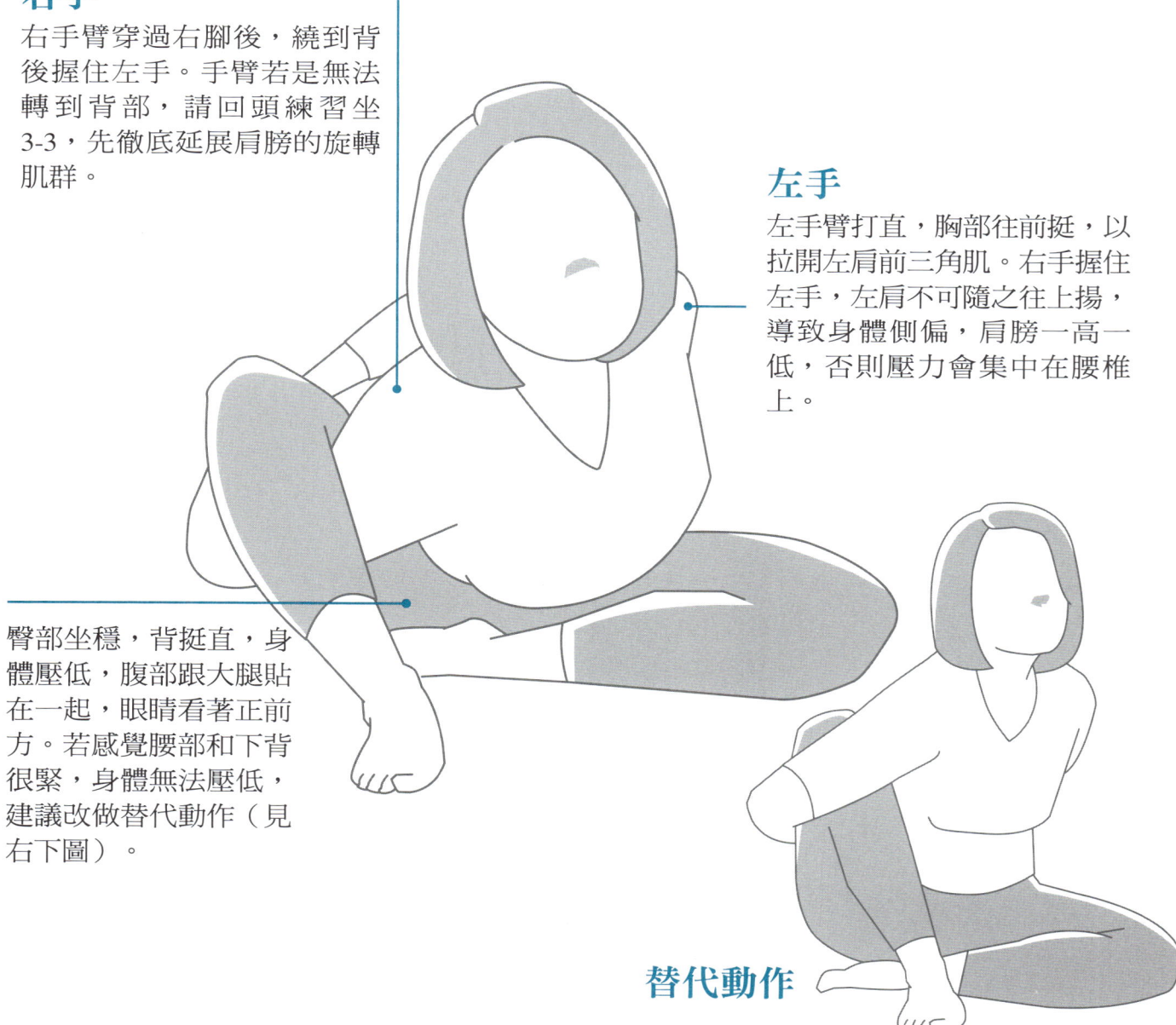

左手

左手臂打直，胸部往前挺，以拉開左肩前三角肌。右手握住左手，左肩不可隨之往上揚，導致身體側偏，肩膀一高一低，否則壓力會集中在腰椎上。

臀部坐穩，背挺直，身體壓低，腹部跟大腿貼在一起，眼睛看著正前方。若感覺腰部和下背很緊，身體無法壓低，建議改做替代動作（見右下圖）。

替代動作

坐姿 3

重點動作 7

18 分 12 秒
DVD

關鍵肌群

這個動作須注意背部平直，著力點保持在坐骨上，讓骨盆穩定。因為背部肌群無力、無法挺直會導致骨盆向後傾，使上半身的重量往下壓，增加腰椎的負擔。

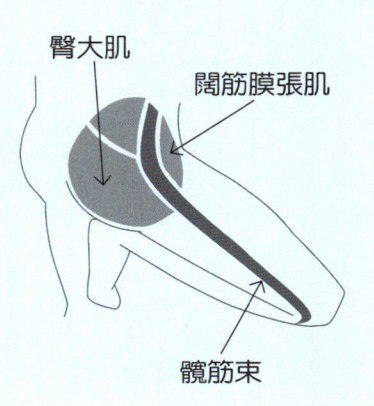

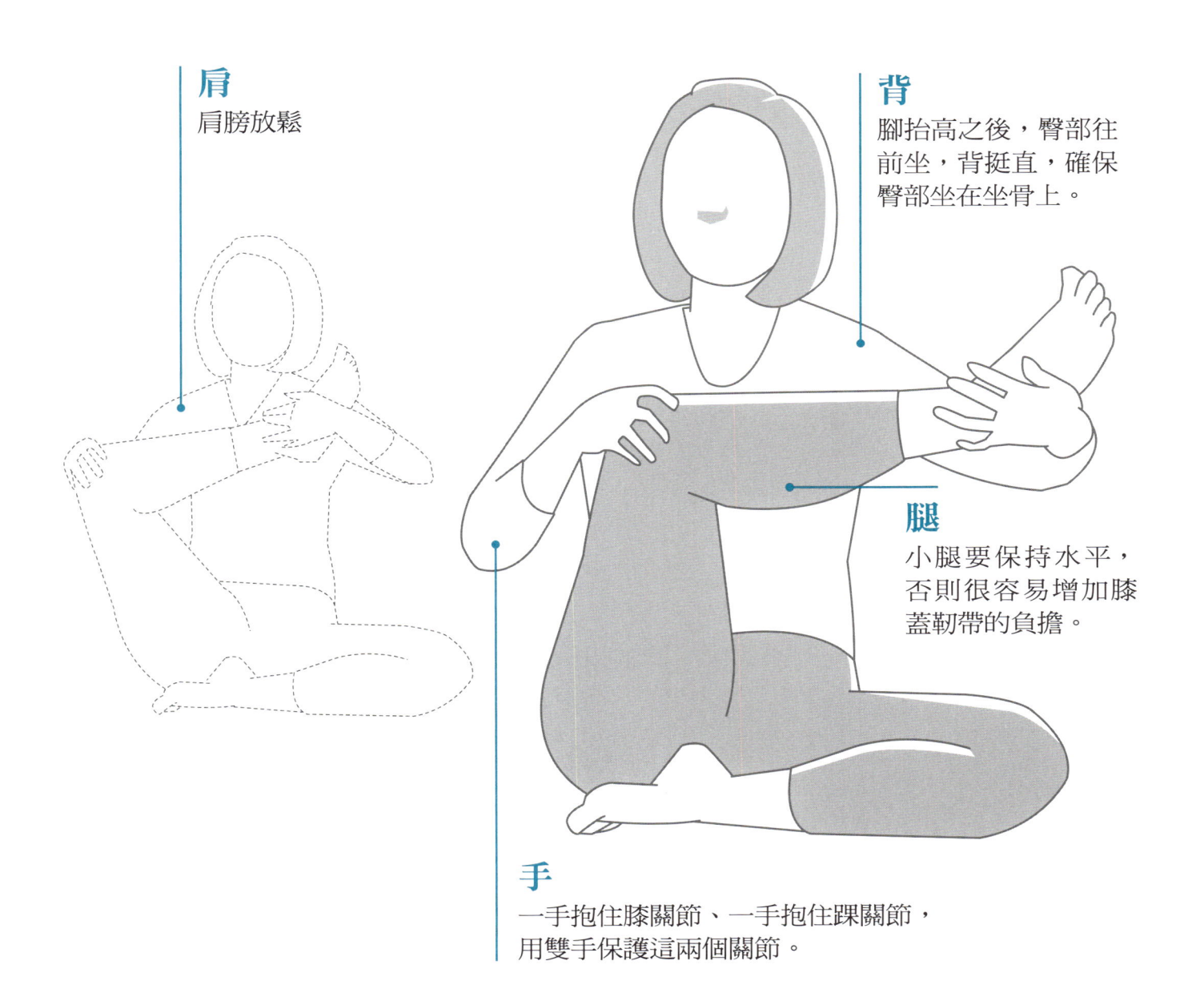

臀大肌
闊筋膜張肌
髂筋束

坐姿動作解析

肩
肩膀放鬆

背
腳抬高之後，臀部往前坐，背挺直，確保臀部坐在坐骨上。

腿
小腿要保持水平，否則很容易增加膝蓋韌帶的負擔。

手
一手抱住膝關節、一手抱住踝關節，用雙手保護這兩個關節。

坐姿 4
重點動作 1

27 分 14 秒
DVD

關鍵肌群

本動作開始往上照會背部的背闊肌與斜方肌（中、上段）等肌群。我們前面練習的動作多屬同側連結（左手連左腳、右手連右腳），從現在開始，要挑戰更進階的對側連結（左手連右腳，右手連左腳），為半魚王式做準備。

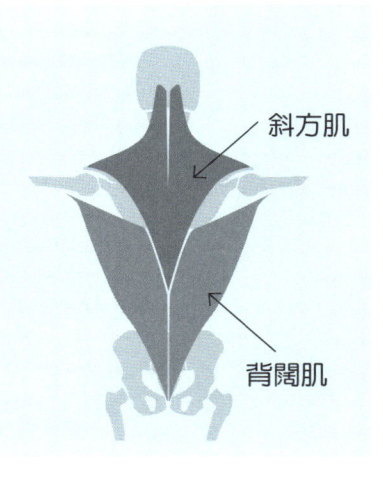

- 斜方肌
- 背闊肌

右手
右手握拳，耳朵貼著拳頭，右手肘關節抵住左膝輕推，去感覺右側上背和肩胛骨被拉開。

頭
臉側仰，眼睛看著天空。頭部稍微往下壓。

腳
左腳腳跟和右腳腳背保持兩個手掌的距離。

左手
手肘與肘關節抵住左膝、手掌貼地以支撐左腿，以免頭部下壓時失去支撐力使左腿過度側倒。

坐姿 4
重點動作 2

關鍵肌群
本動作是牛面式和鳩鳥式（鴿式）的前導動作，可刺激腋下淋巴結，徹底延展上臂的肱三頭肌、腋下的前鋸肌和腹部的腹內斜肌。

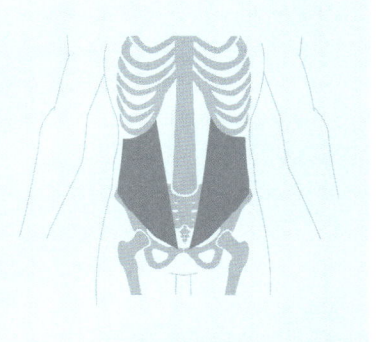

🄳 28 分 27 秒

腹內斜肌

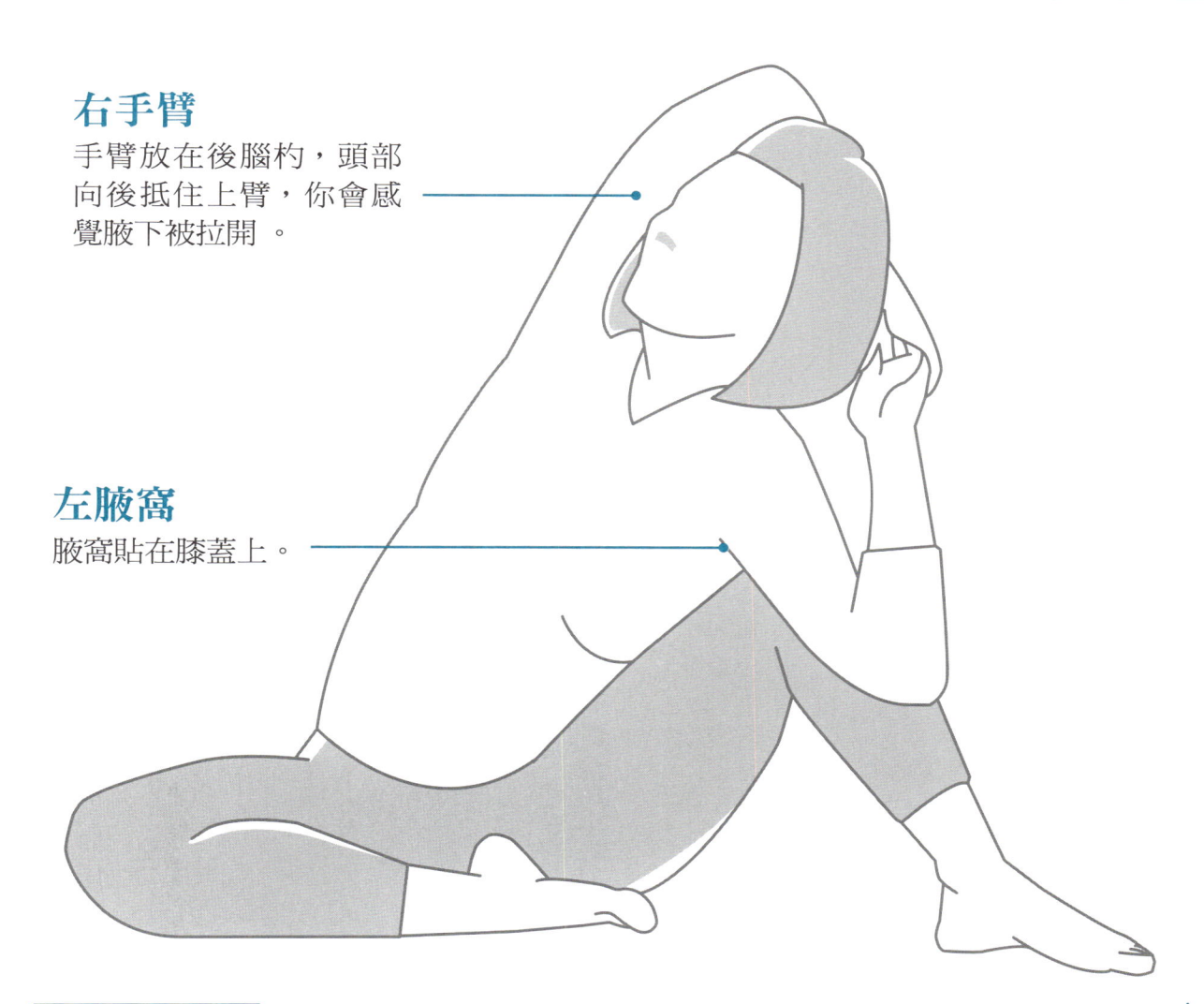

右手臂
手臂放在後腦杓，頭部向後抵住上臂，你會感覺腋下被拉開。

左腋窩
腋窩貼在膝蓋上。

佘老師的叮嚀　肩關節的五大運動方向

關節運動有五大方向，即上、下、內、外、轉，我們的 DVD 練習裡都有包含了這五個方向的運動。課堂外平常活動時，也不妨將五個方向的口訣帶進你的生活中，心中默唸口訣一邊動作，轉移注意力到身體上，也可平緩生活中的心裡壓力。

坐姿 4

重點動作 3

29 分 27 秒
DVD

關鍵肌群

本動作是雲雀式的先導動作。我們要能完成本動作，取決於髖肌群（縫匠肌、股直肌、髂腰肌末端）柔不柔軟。骨盆若是無法側轉，表示髖肌群太緊，建議多練習躺 3-1（參見第 54 頁）、坐 3-2（參見第 74 頁），先拉開髖肌群，再進入本動作。

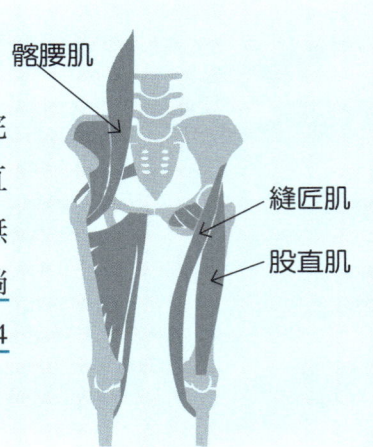

（髂腰肌、縫匠肌、股直肌）

頭
眼睛看著左腳指尖，去感覺頸部的胸鎖乳突肌被拉開。

肩
上半身是個扭轉姿勢，故要先挺胸，把脊椎拉長，然後左肩向前、右肩向後，用肩膀帶動軀幹扭轉。

腰
後腰要稍微用力，上半身才會挺直。

左臀
左臀收縮向左平衡，讓腹股溝周邊肌群延展更深，使骨盆處於正位。

右大腿
大腿後側肌群充分展開，穩定貼地，才能坐穩做扭轉。

左腳
左腳伸直，腳背往下壓，腳掌朝天。

坐姿動作解析

坐姿4

重點動作 4

DVD 30 分 24 秒

關鍵肌群

本動作是坐4-3參見第82頁）的平衡動作，目的是要回復剛才在用力收縮的腰部和臀部肌肉群。缺乏活動而僵硬的臀肌要平衡收展，否則容易壓迫梨狀肌下面的坐骨神經，造成假性坐骨神經痛。本動作也可延展臀大肌後側的股二頭肌和髂筋束。

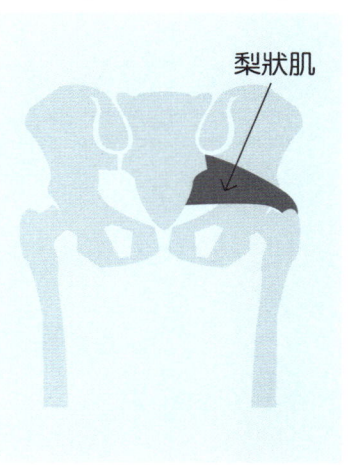

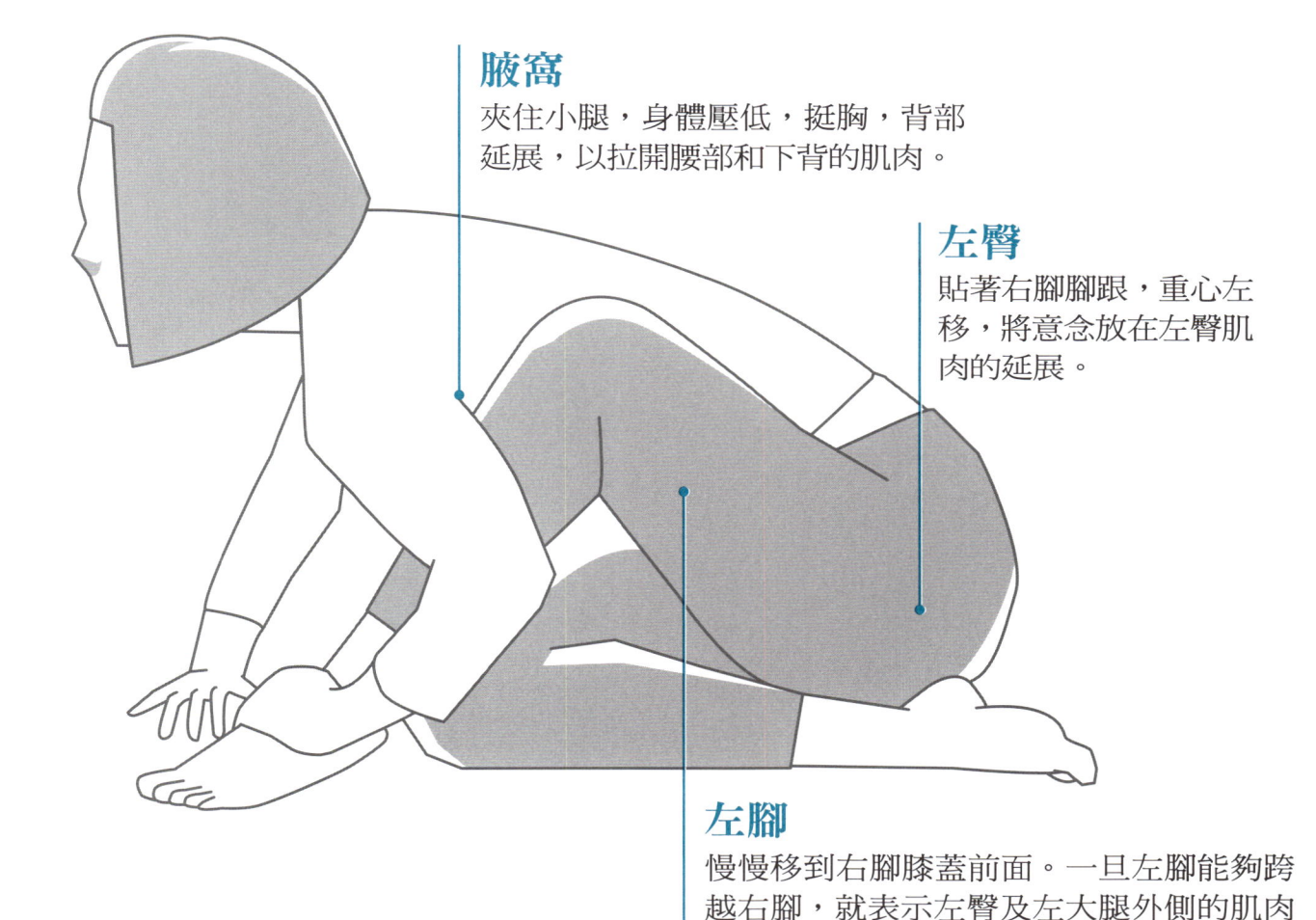

梨狀肌

腋窩
夾住小腿，身體壓低，挺胸，背部延展，以拉開腰部和下背的肌肉。

左臀
貼著右腳腳跟，重心左移，將意念放在左臀肌肉的延展。

左腳
慢慢移到右腳膝蓋前面。一旦左腳能夠跨越右腳，就表示左臀及左大腿外側的肌肉柔軟不緊繃。

佘老師的叮嚀

　　腋窩夾住小腿的動作正是關節跟關節環環相扣的例子，瑜伽體位法就是利用關節跟關節的連結來創造肌肉的柔軟度。請注意，柔軟度意指肌肉與韌帶適度地延展，而不是無限延展。

坐姿4

重點動作 5

⏺ 32 分 05 秒
DVD

關鍵肌群

本動作是扭轉姿勢的修復動作，將剛才扭轉的脊椎一節一節拉開，使之回復平直的狀態。同時本動作也是坐 1-4（參見第 69 頁）的進階動作，因此你要嘗試把上半身壓得更低（但不可拱背），以深度延展大腿和下背的肌肉群。

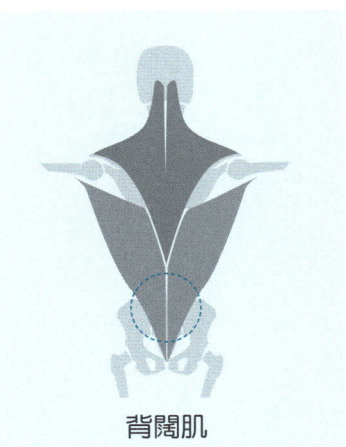

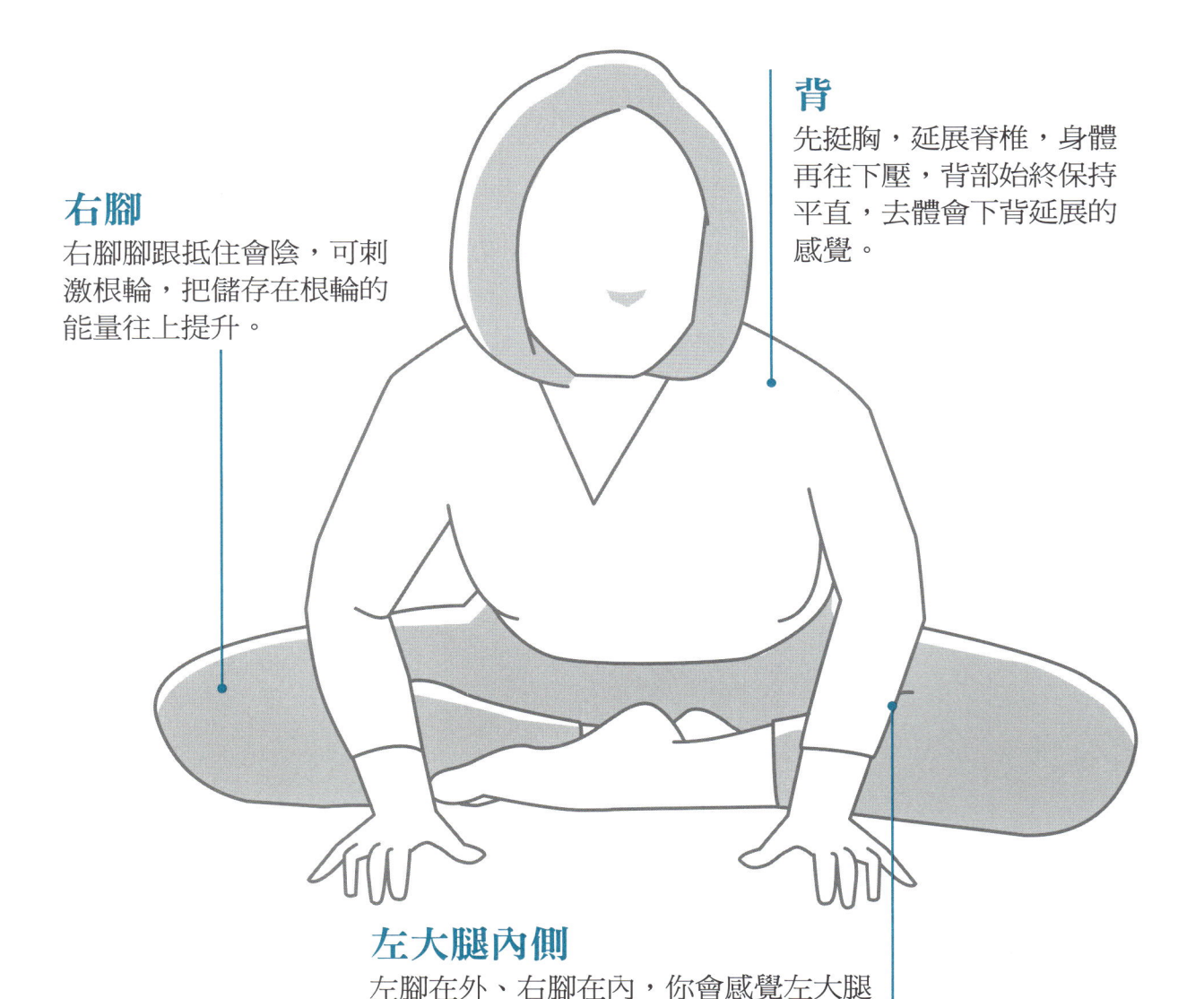

背闊肌

右腳
右腳腳跟抵住會陰，可刺激根輪，把儲存在根輪的能量往上提升。

背
先挺胸，延展脊椎，身體再往下壓，背部始終保持平直，去體會下背延展的感覺。

左大腿內側
左腳在外、右腳在內，你會感覺左大腿內側的肌肉拉得比右大腿內側的肌肉還要深，所以為了對稱，稍後要換成「右腳在外、左腳在內」。

動作解析

跪姿

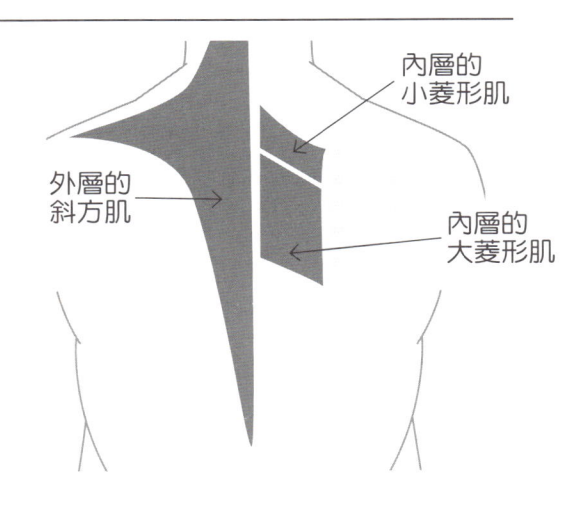

　　練習跪姿應掌握兩大重點，第一個重點是上背肌群的強化和鍛鍊，包括斜方肌、大菱形肌和小菱形肌。我們前面說過，人體有兩大球窩關節，一是髖關節、一是肩關節。髖關節主要的功能是支撐身體重量，故髖臼深，而肩關節講究靈活，肩盂（凹槽）的構造比較淺，穩定度相對來說也比較差，得靠寬大而扁平的大塊肌肉（如斜方肌、大菱形肌、小菱形肌）、旋轉肌來維持關節的穩定度（右圖）。因此，我們練習跪姿就是為了強化肩膀和上背的肌肉，以提高關節的穩定度。此外，上背肌肉強壯，手臂才有辦法做支撐的動作（如下犬式），以減輕腕關節的負擔。

　　第二個重點是延展小腿和阿基里斯腱（下左圖）。腳被譽為「人體的第二個心臟」，身體必須藉由下肢肌肉的正常收縮，才能把積存廢物的靜脈血液打回心臟，因此，對習慣以車代步的現代人來說，末稍肌肉的延展和鍛鍊，乃是提高血液循環、避免下肢退化的第一步。此外，延展阿基里斯腱和小腿肌肉也是在為屈膝角式「前弓後箭」做準備，前弓後箭是瑜伽站姿體位的基礎，唯有把前弓後箭練紮實了，將來才能在這穩固基礎上做出不同的變化（如第 107 頁的站姿 3）。

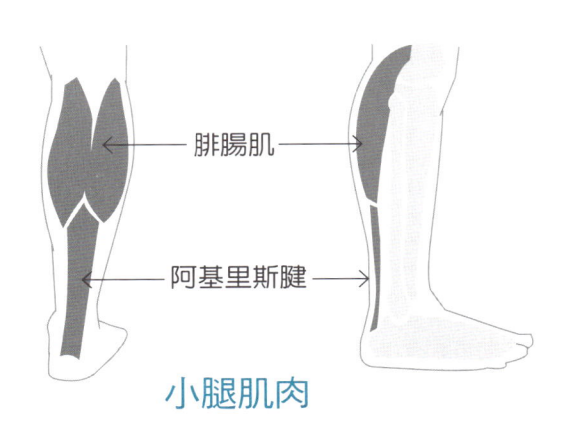

小腿肌肉

跪姿 1

重點動作 1

關鍵肌群

本動作可鍛鍊腰椎的彈性，為貓式做準備。而肚子內凹、臀部夾緊的動作，也可強化腹部肌群。

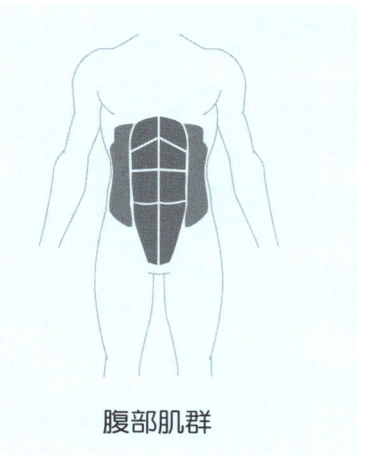

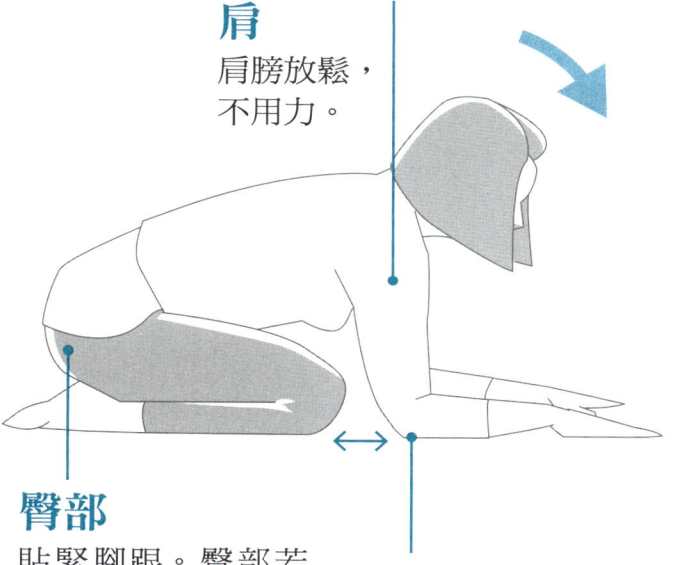

0 分 50 秒
DVD

腹部肌群

肩
肩膀放鬆，不用力。

臀部
貼緊腳跟。臀部若是無法跟腳跟貼近，表示下背還太緊，建議多加強躺姿和坐姿的練習，鬆解下背肌肉。

手肘
手肘和膝蓋之間要保持一個拳頭的距離。

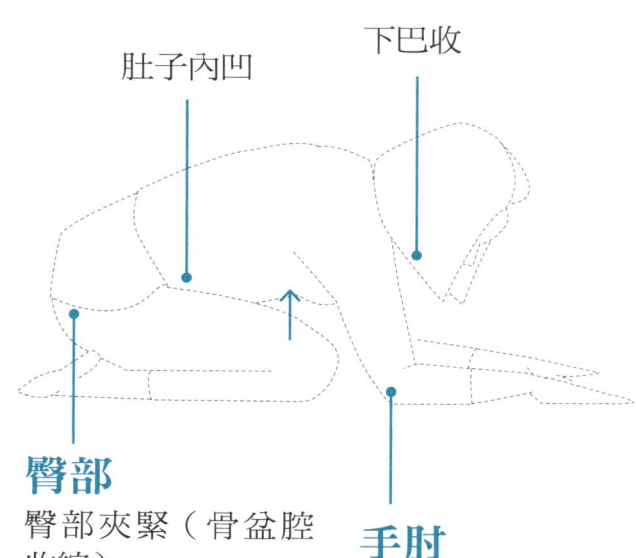

肚子內凹

下巴收

臀部
臀部夾緊（骨盆腔收縮）

手肘
用手肘的力量，將背部拱起，接著身體放鬆，背部回到原來的姿勢。如此重複三次，以訓練腰椎的彈性。

佘老師的叮嚀

使用手肘撐地的系列動作，主要是為了循序漸進地以較有力的上臂肌群與關節韌帶來協助下背與脊椎活動的安全性，減少腕關節的負擔。

跪姿動作解析

跪姿 1
重點動作 2

⏱ 2分00秒
DVD

關鍵肌群
本動作是個穩定手肘、膝蓋等著力點的靜態姿勢，主要是為了讓身體先找到穩定平衡，調整手腳之間的距離，檢查肘關節和膝關節有沒有保持九十度。本動作也可鍛鍊上背肌肉。手臂、上背肌肉有力量，才能提高肩關節的穩定度。

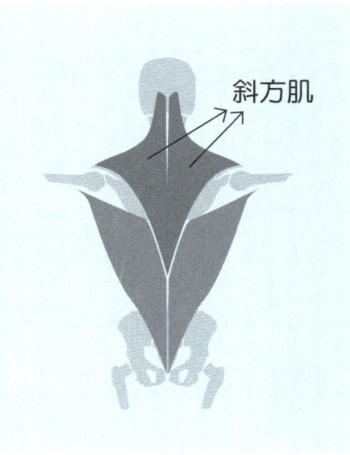

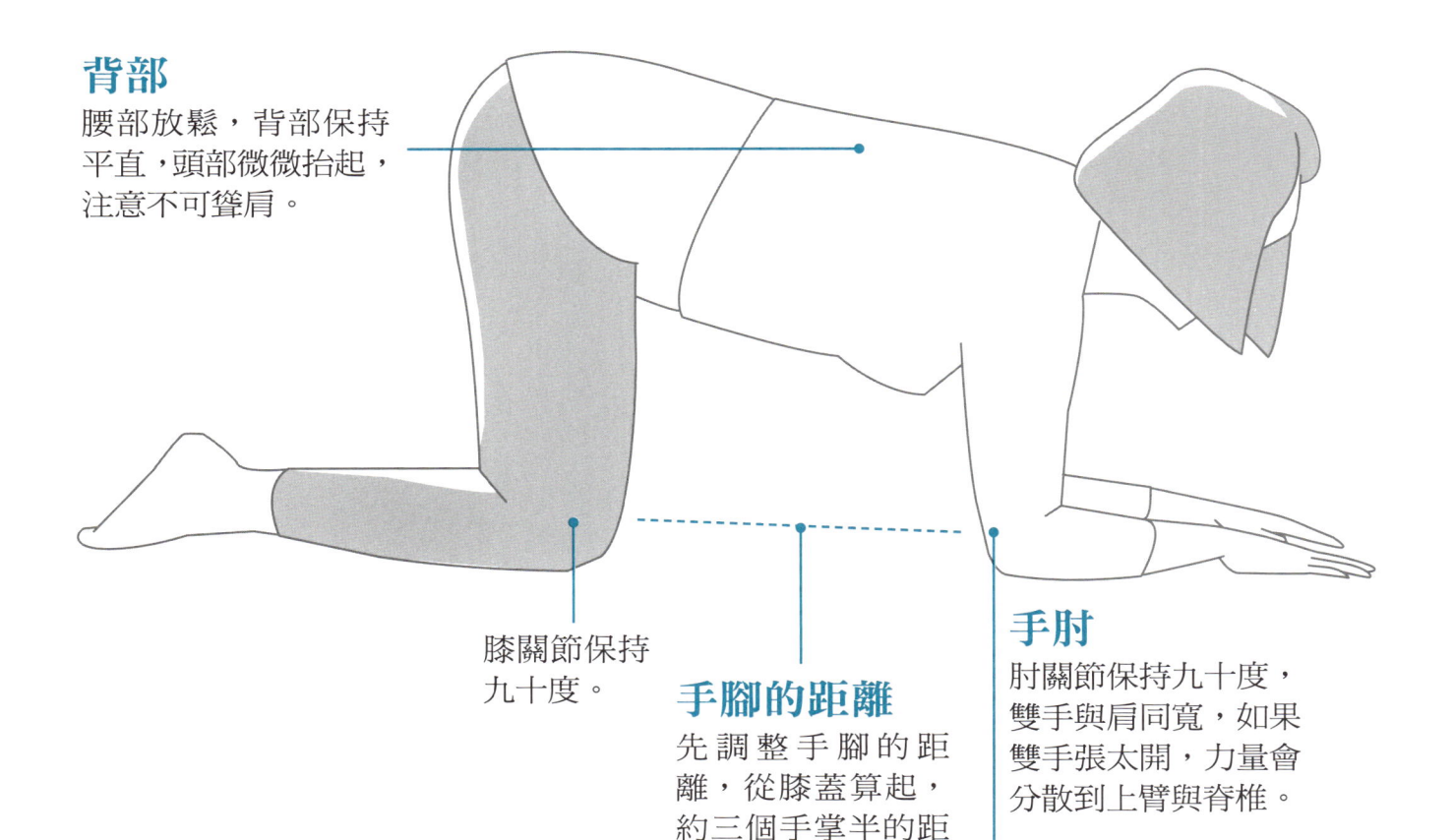

斜方肌

背部
腰部放鬆，背部保持平直，頭部微微抬起，注意不可聳肩。

膝關節保持九十度。

手腳的距離
先調整手腳的距離，從膝蓋算起，約三個手掌半的距離，手肘就定位。

手肘
肘關節保持九十度，雙手與肩同寬，如果雙手張太開，力量會分散到上臂與脊椎。

佘老師的叮嚀 　膝關節為什麼要保持九十度？

膝蓋周圍的肌肉十分單薄，僅靠四條韌帶來維持關節的穩定度。膝關節若小於九十度，將過度拉扯關節韌帶，大於九十度，受力點又會集中在髕骨（膝蓋骨）上，因此，每當遇到膝蓋跪地的動作，大腿和小腿應保持垂直，以免增加膝蓋的負擔。

跪姿 1

重點動作 3

2 分 04 秒 DVD

關鍵肌群

本動作的目的是先個別處理腿部的肌肉，徹底延展因走路或穿高跟鞋而緊縮的腓腸肌（俗稱小腿肚）和阿基里斯腱，以預防夜間抽筋和足底筋膜炎。

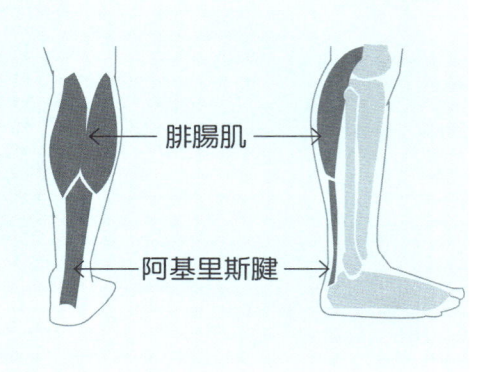

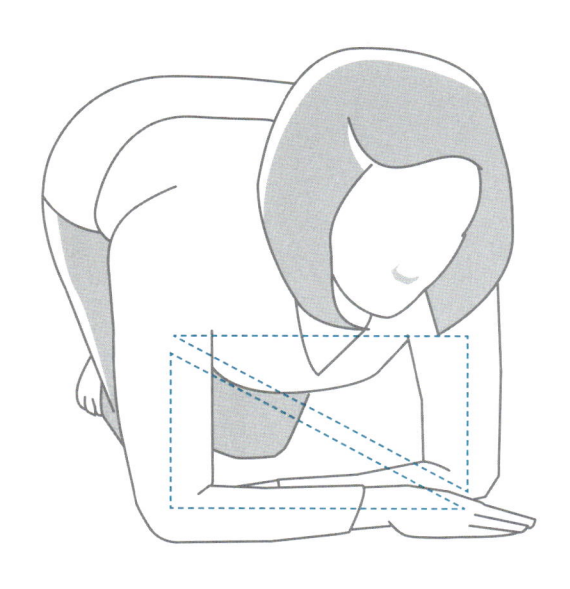

— 腓腸肌
— 阿基里斯腱

骨盆
注意骨盆保持正位。右腳向後伸容易使骨盆跟著歪掉，這時要記得回正。

左手
左前臂橫放，從正面看起來，肩膀和手肘構成了一個穩固的四方形，大大減輕肩膀和背部的負擔。因此，我們練習本動作時，肩膀無需用力，不可聳肩，請放掉多餘的力量，將穩定的工作交給四方形架構就好了。

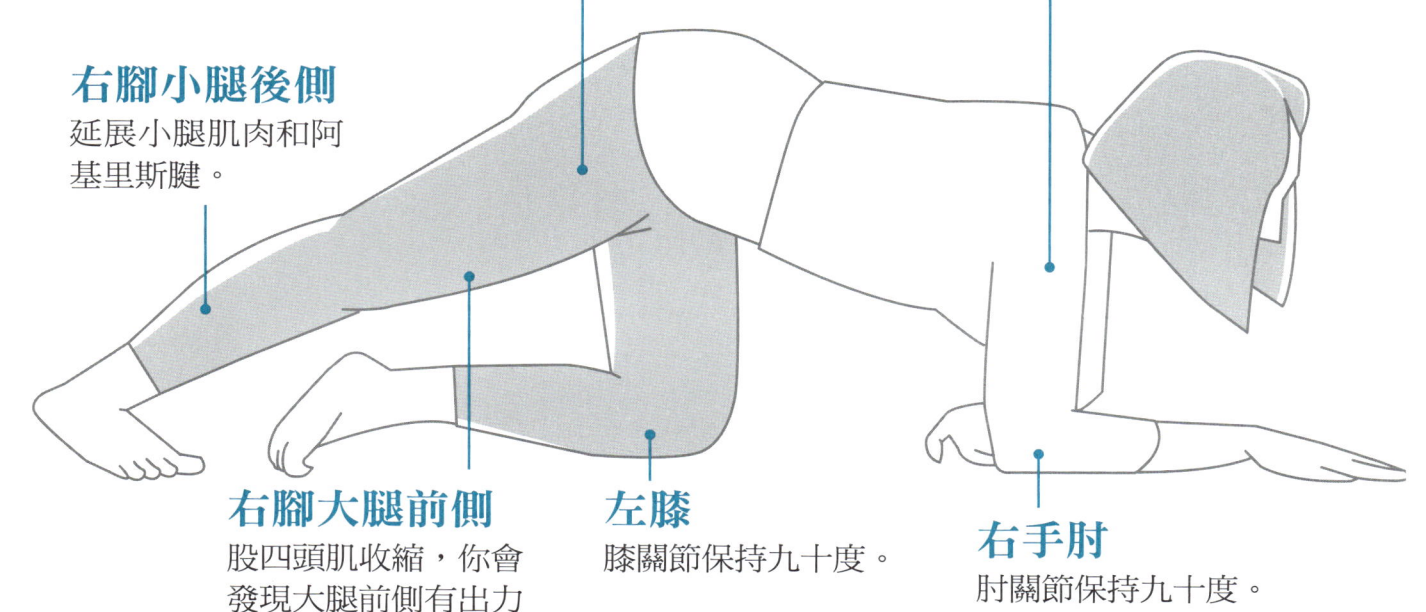

右腳小腿後側
延展小腿肌肉和阿基里斯腱。

右腳大腿前側
股四頭肌收縮，你會發現大腿前側有出力的感覺。

左膝
膝關節保持九十度。

右手肘
肘關節保持九十度。

跪姿 1

重點動作 4

3 分 00 秒
DVD

關鍵肌群

本動作的目的是先個別處理上半身的肌肉，主要拉開背闊肌、大圓肌、小圓肌。這三塊肌肉延展開來，手臂才有辦法舉高，完成輪式或下犬式的動作。

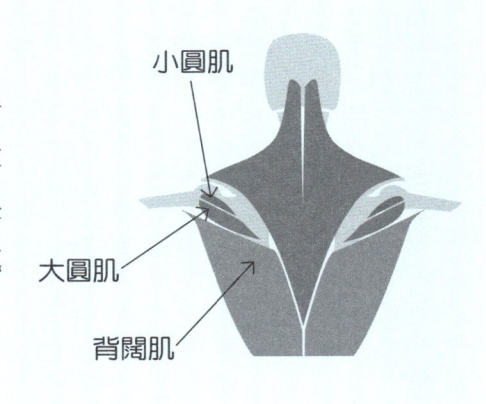

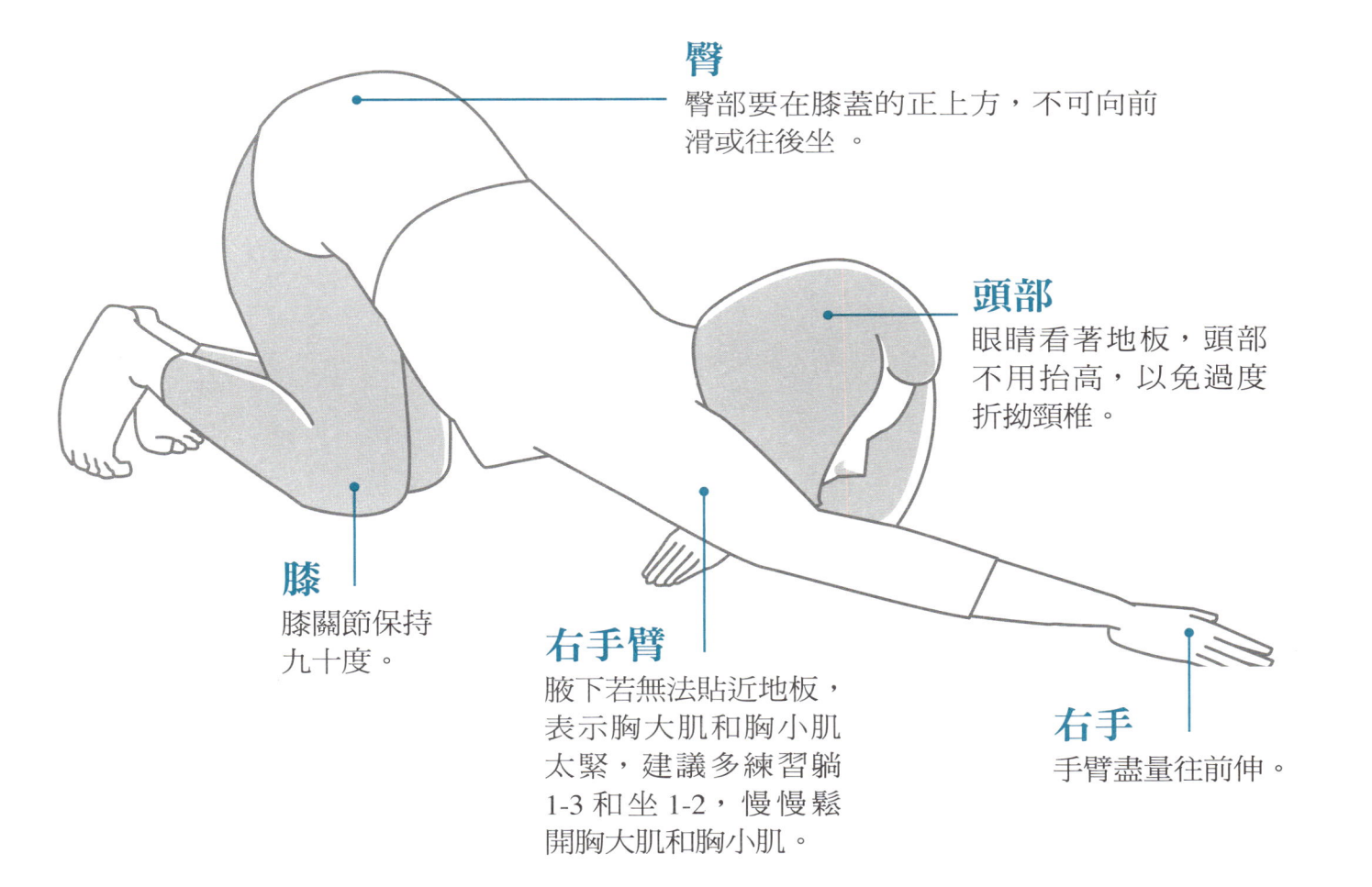

小圓肌
大圓肌
背闊肌

跪姿動作解析

臀
臀部要在膝蓋的正上方，不可向前滑或往後坐。

頭部
眼睛看著地板，頭部不用抬高，以免過度折拗頸椎。

膝
膝關節保持九十度。

右手臂
腋下若無法貼近地板，表示胸大肌和胸小肌太緊，建議多練習躺 1-3 和坐 1-2，慢慢鬆開胸大肌和胸小肌。

右手
手臂盡量往前伸。

跪姿 1

重點動作 5

關鍵肌群

本動作的目的是為了個別處理中間頸椎部位的肌群，以延展提肩胛肌和上斜方肌，是兔子式的準備動作。注意手肘要撐好，讓上背的力量慢慢轉移到兩手的肘關節。

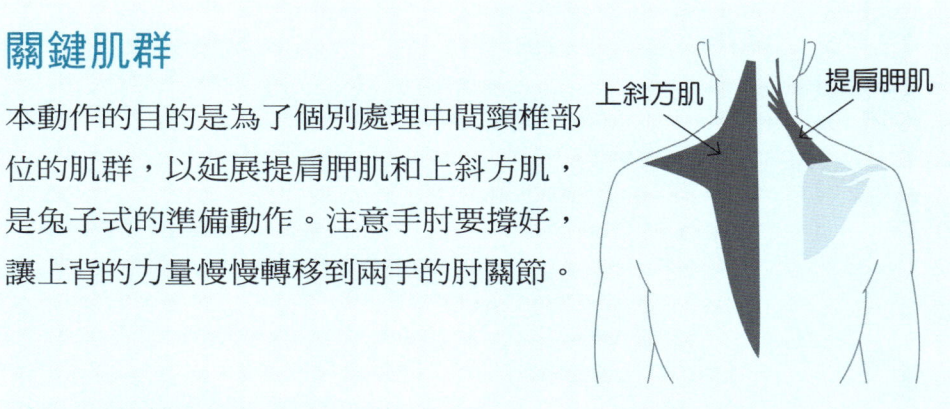

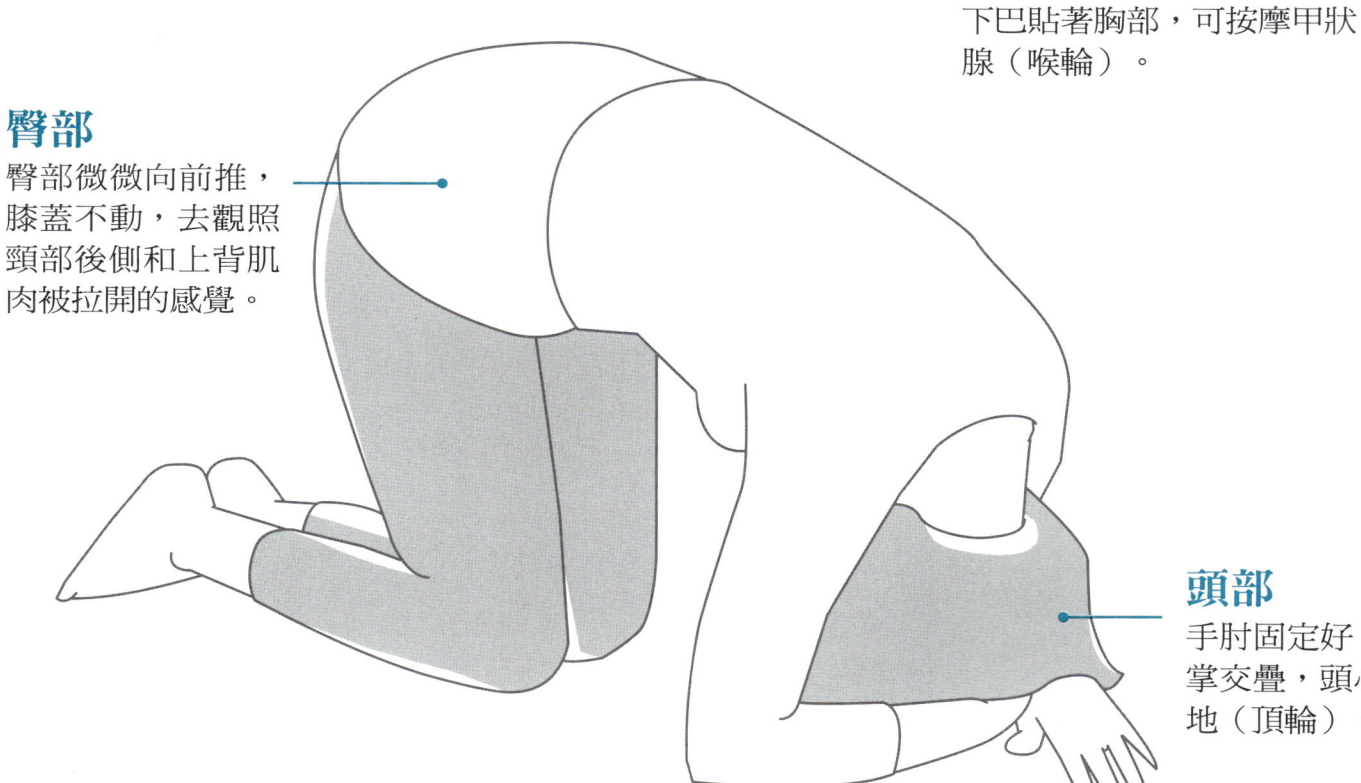

上斜方肌　提肩胛肌

DVD 4 分 04 秒

下巴
下巴貼著胸部，可按摩甲狀腺（喉輪）。

臀部
臀部微微向前推，膝蓋不動，去觀照頸部後側和上背肌肉被拉開的感覺。

頭部
手肘固定好，手掌交疊，頭心頂地（頂輪）。

跪姿2
重點動作 1

關鍵肌群

第二階段開始進階到「手掌撐地」。這個動作一樣是延展小腿的腓腸肌和阿基里斯腱，但比跪1-3（參見第88頁）的深度更強。徹底伸展完，進入下個動作時，腳跟就能輕鬆踩地。

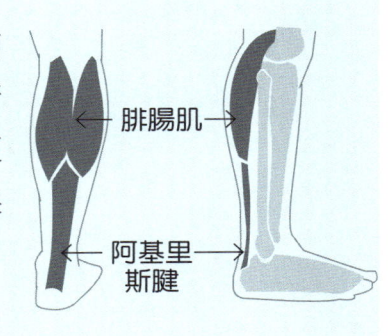

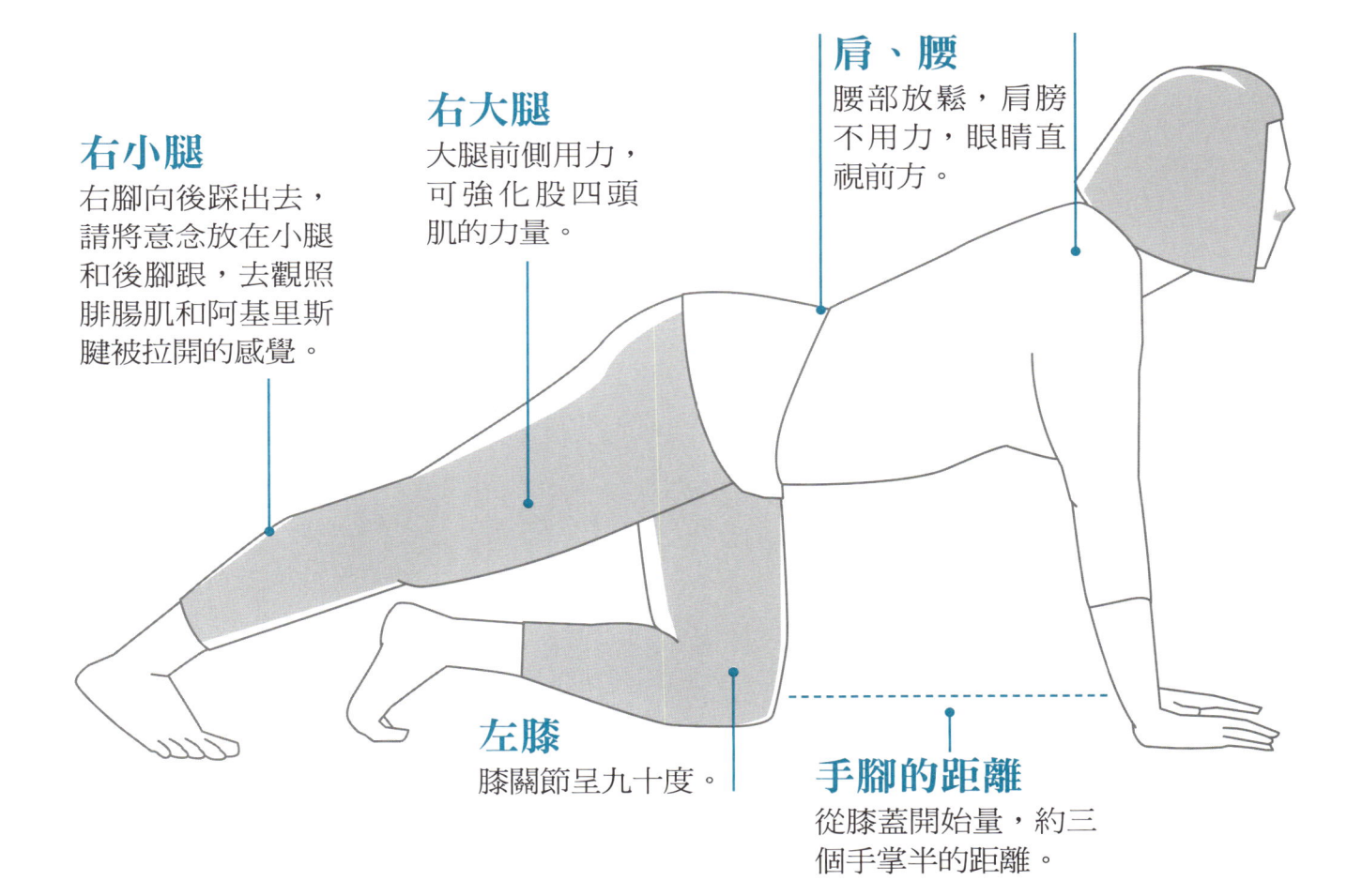

← 腓腸肌 →

← 阿基里斯腱 →

DVD 6分18秒

右小腿
右腳向後踩出去，請將意念放在小腿和後腳跟，去觀照腓腸肌和阿基里斯腱被拉開的感覺。

右大腿
大腿前側用力，可強化股四頭肌的力量。

肩、腰
腰部放鬆，肩膀不用力，眼睛直視前方。

左膝
膝關節呈九十度。

手腳的距離
從膝蓋開始量，約三個手掌半的距離。

佘老師的叮嚀

手掌撐地有助強化腕關節，預防腕隧道症候群。然而，腕關節比肘關節脆弱，若手腕感覺不舒服，或有骨質疏鬆的狀況，建議仍維持手肘撐地。

跪姿 2
重點動作 2

⏱ 7 分 09 秒
DVD

關鍵肌群
本動作是下犬式的先導動作。練習下犬式要具備兩個條件：第一個條件是背闊肌、小圓肌、大圓肌，以及大腿後側的肌肉要徹底延展開來，第二個條件是肩關節和腕關節的肌肉結實有力，才有辦法平衡身體的重量。

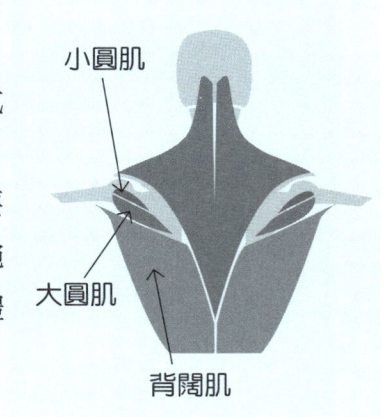

小圓肌
大圓肌
背闊肌

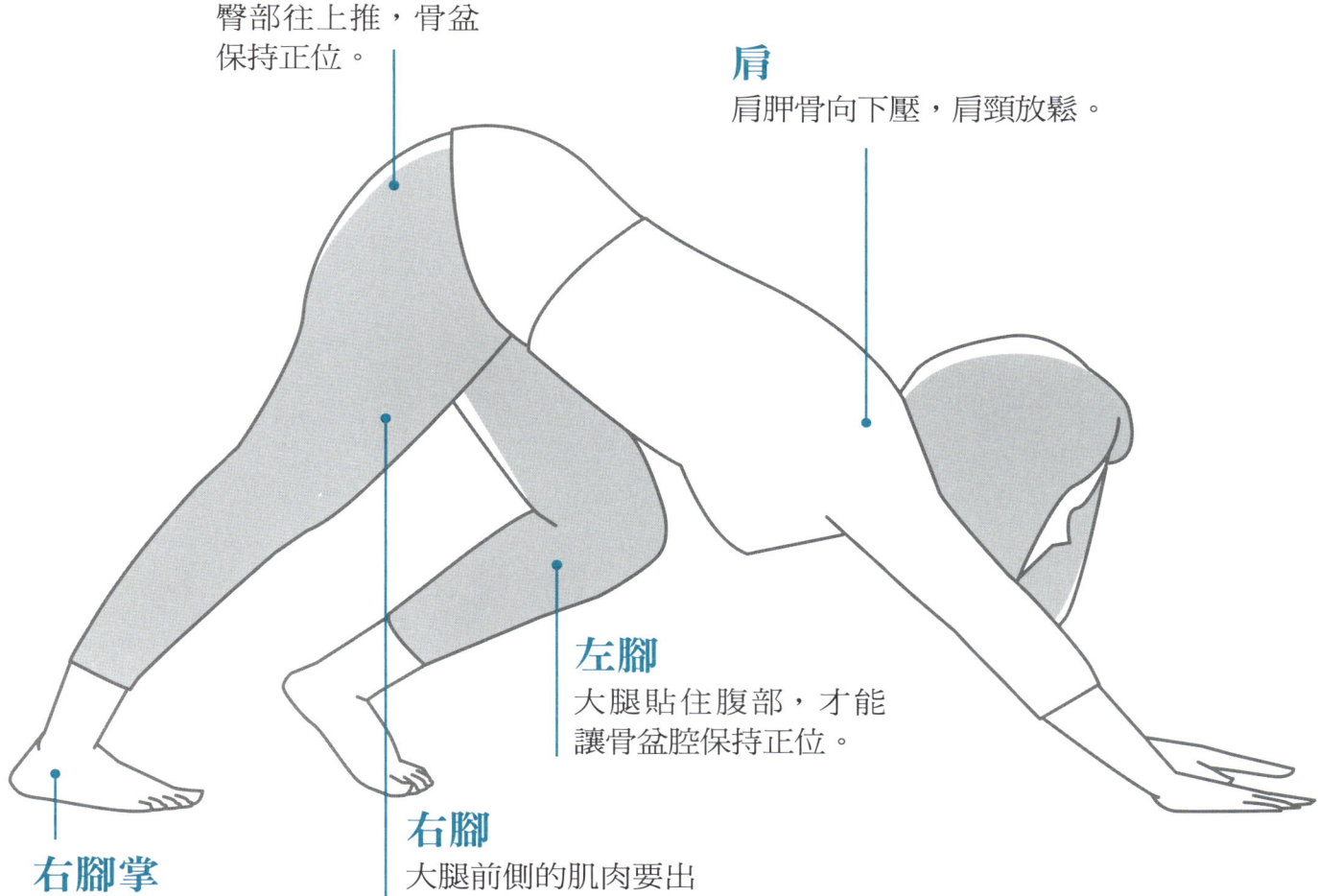

臀
臀部往上推，骨盆保持正位。

肩
肩胛骨向下壓，肩頸放鬆。

左腳
大腿貼住腹部，才能讓骨盆腔保持正位。

右腳掌
腳跟著地，腳掌踩住地板，感覺大腿後側和小腿後側的肌肉延展開來。

右腳
大腿前側的肌肉要出力，可強化了股四頭肌的力量。

跪姿 2

重點動作 3

關鍵肌群

本組動作對於拜日式的跨步練習幫助非常大。單膝著地增加著力點，跨步時可以更安全地逐步強化內收大肌、臀大肌、髂腰肌與股直肌的彈性，將來做英雄式便可如魚得水。平時多訓練這個動作，可以有助於延緩 60 歲以上老年人骨質疏鬆的問題。

DVD 7 分 25 秒

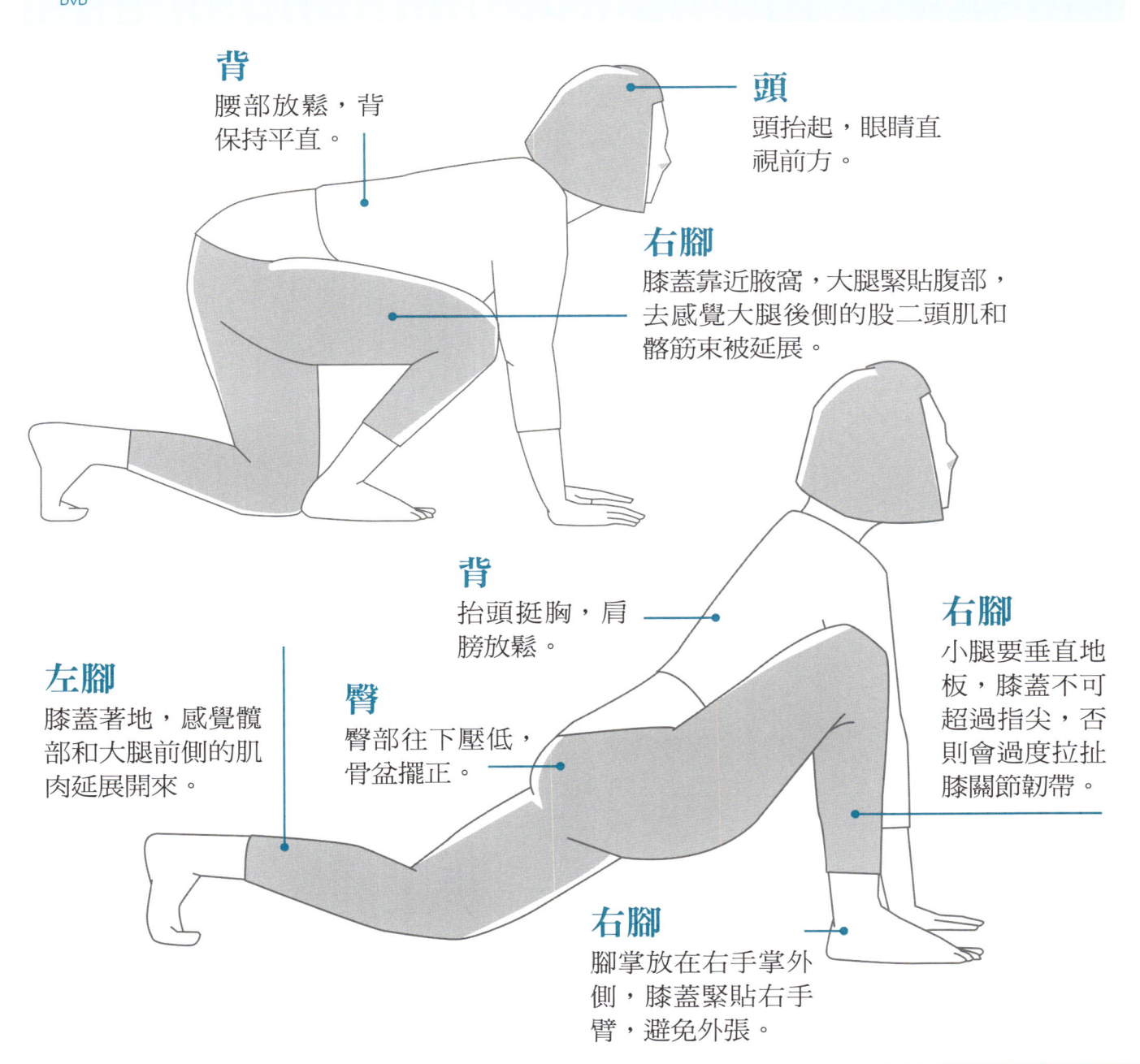

背
腰部放鬆，背保持平直。

頭
頭抬起，眼睛直視前方。

右腳
膝蓋靠近腋窩，大腿緊貼腹部，去感覺大腿後側的股二頭肌和髂筋束被延展。

左腳
膝蓋著地，感覺髖部和大腿前側的肌肉延展開來。

臀
臀部往下壓低，骨盆擺正。

背
抬頭挺胸，肩膀放鬆。

右腳
小腿要垂直地板，膝蓋不可超過指尖，否則會過度拉扯膝關節韌帶。

右腳
腳掌放在右手掌外側，膝蓋緊貼右手臂，避免外張。

跪姿2
重點動作 4

💿 8 分 03 秒
DVD

關鍵肌群

本動作是<u>跪 2-3</u>（參見第 93 頁）的修復動作，目的是為了讓剛才深度延展的髖部和大腿前側肌肉放鬆，並輕柔地延展右腿後側的肌肉。練習時盡量避免臀部往後坐、前腳腳尖勾起的動作，因為代償作用會加重腰椎負擔，過度延展膝蓋韌帶。

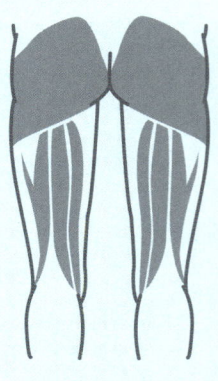

大腿後側肌肉群

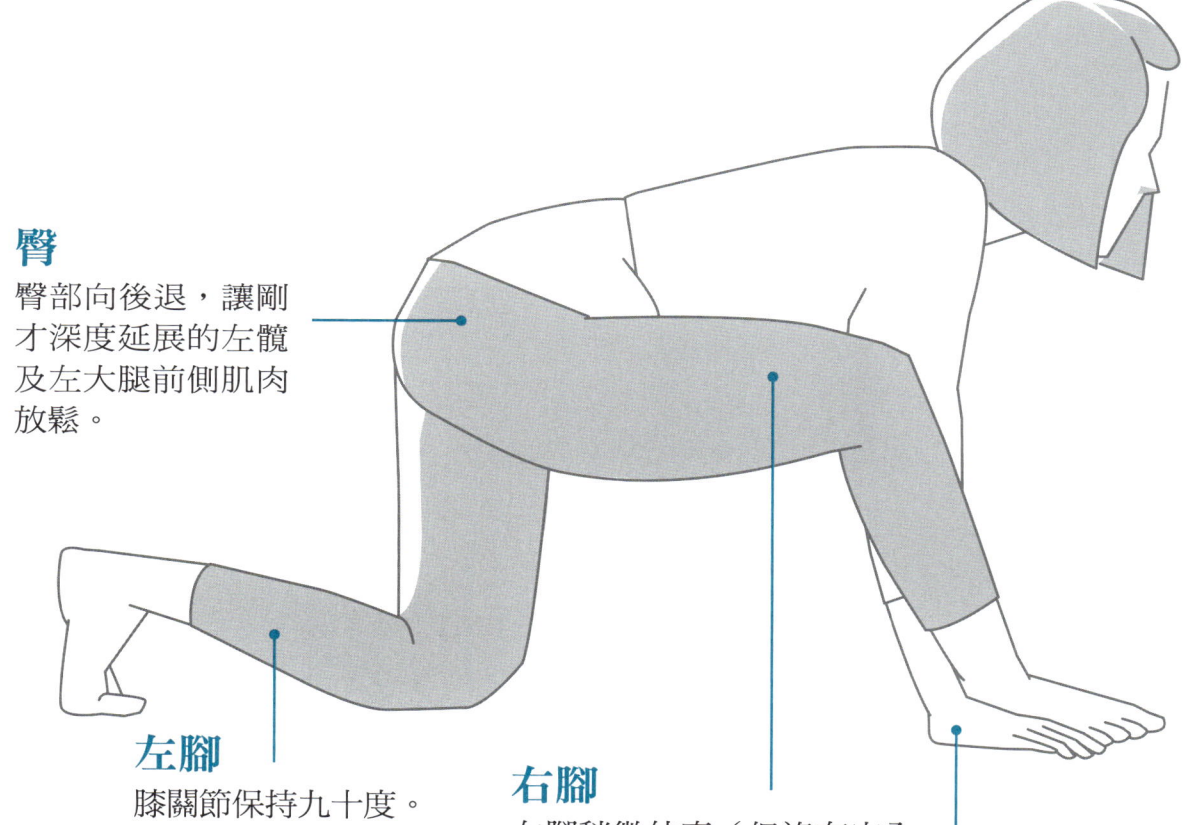

臀
臀部向後退，讓剛才深度延展的左髖及左大腿前側肌肉放鬆。

左腳
膝關節保持九十度。

右腳
右腳稍微伸直（但沒有完全打直），去感覺右腿後側肌肉被輕柔的延展開來。請注意，右腳不可直接打直，否則會造成拱背。

右手
右手退後一小步，虎口貼住右腳後腳跟。

跪姿 2

重點動作 5

關鍵肌群

由於骨盆的球窩關節連接了多組肌肉群,所以單腳畫圈的動作可平衡這些肌肉群、關節囊和韌帶的彈性,同時讓髖關節有多角度的活動。這個動作一樣要注意平衡,可以慢慢地做,但要注意臀部要盡可能保持正位,並且注意避免背部拱起。

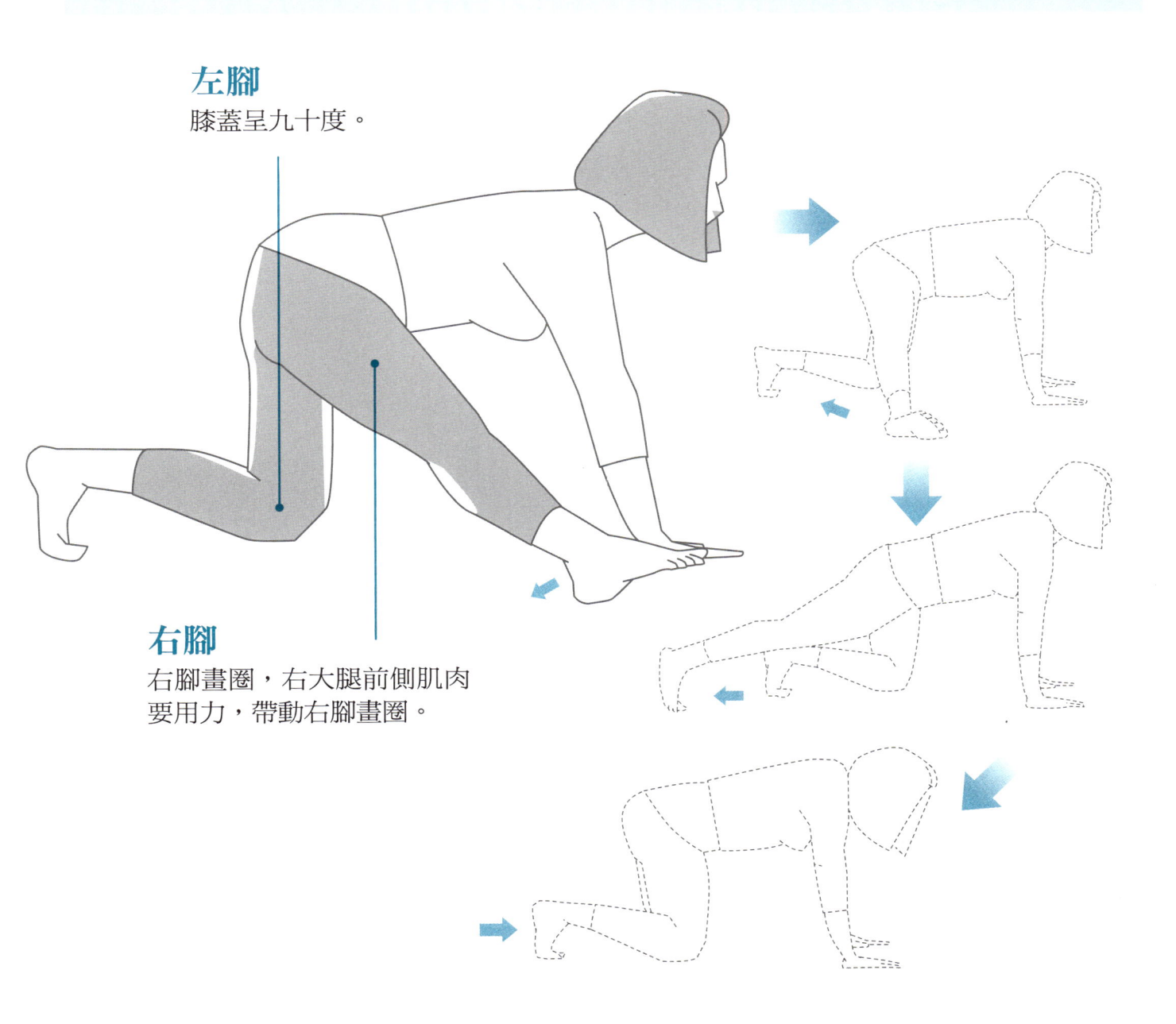

DVD 8 分 10 秒

左腳
膝蓋呈九十度。

右腳
右腳畫圈,右大腿前側肌肉要用力,帶動右腳畫圈。

動作解析

趴姿

　　趴姿可強化大腿後側、臀部和背部的力量。不過，在正式進入趴姿之前，我們不妨先回顧前面的練習：練習躺姿可舒展背部、臀部、大腿後側的肌群（豎脊肌、臀大肌、膕旁肌群），坐姿可延展下背肌群（背闊肌），跪姿則拉開上背肌群（斜方肌），和強化大腿前側的股四頭肌群。

　　我們說過，軟趴趴的肌肉（只有柔軟度但缺乏肌肉力量）無法發揮支撐的功能，硬梆梆的肌肉（只有肌肉力量但缺乏柔軟度）則會限制關節活動的範圍，因此一塊健康的肌肉應該軟硬適中，兼具柔軟度和肌肉力量。既然我們已藉由躺、坐、跪姿將重要肌群都延展開來了，趴姿的練習重點就應該擺在手臂、背部肌肉群的強化和鍛鍊。由於背部的鍛鍊較強烈，所以老年人或是有骨質疏鬆症的人，請務必多注意或減少趴姿的練習。

佘老師的叮嚀　斜方肌與頸背痠痛

　　斜方肌是人體上背最重要的一塊肌肉，面積寬大，形狀扁平。若按照纖維走向劃分，斜方肌分成上、中、下三段，可控制肩胛骨和頸部的運動，舉凡提重物或手臂支撐的動作，都少不了斜方肌的參與。

　　在平日的生活裡，斜方肌普遍是拉長的，特別是工作繁忙的上班族，肩頸上背長時間緊繃，血液循環差，容易累積乳酸廢棄物，引發習慣性落枕或肩頸痠痛、纖維化的困擾，這些毛病全是斜方肌僵緊無力、彈性疲乏所致。本書介紹好幾個舒展斜方肌的動作（坐4-1、跪1-5、趴2-3、趴2-4），如你有上述情形，不妨加強練習，肩頸僵硬的問題馬上獲得顯著改善。

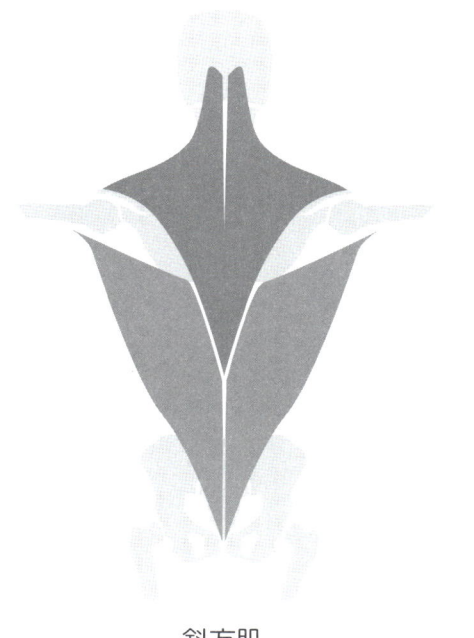

斜方肌

趴姿 1

重點動作 1

💿 1 分 33 秒
DVD

關鍵肌群

本動作可初步強化臀部（臀大肌）和大腿後側膕旁肌群（股二頭肌、半腱肌與半膜肌）的力量。手臂的動作則是拉開胸小肌、胸大肌、前三角肌和肱二頭肌，可有效預防胸廓出口症候群（胸小肌症候群），也可強化腕關節支撐的力量。

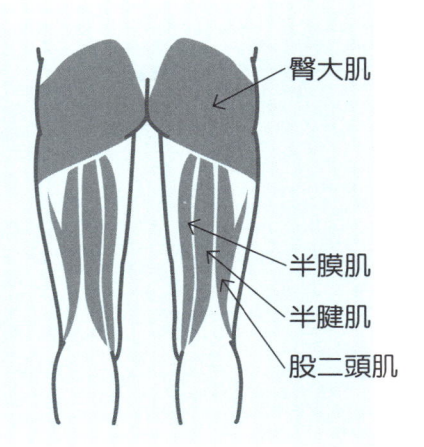

- 臀大肌
- 半膜肌
- 半腱肌
- 股二頭肌

左腳
朝右後方抬高。腳不用舉太高，抬到跟骨盆腔一樣的高度即可。請注意，腳若舉太高，受力點會集中在腰椎上，也不可以整隻腳掉到地板上，臀部向後倒，否則會增加腰椎負擔。

左手
形成一個三角架構，以維持身體穩定，肩膀放鬆。

右手
腕關節和肘關節呈九十度，手肘要正對著天空，不可向前傾倒。

眼睛直視前方。

佘老師的叮嚀　什麼是胸廓出口症候群？

胸廓出口位在「鎖骨」與「第一肋骨」之間，裡頭埋藏著臂神經叢，周圍有斜角肌、胸小肌、胸大肌。人體如果長期姿勢不良或運動方式不正確，容易造成胸小肌和肩頸肌肉緊縮，導致胸廓出口的空間越來越狹小，直接壓迫到管道內的臂神經叢，繼而出現手麻的現象。

趴姿 1

重點動作 2

🔘 3 分 27 秒
DVD

關鍵肌群

本動作是趴 1-1（參見第 97 頁）的強化動作。趴 1-1 只是初步的鍛鍊，先讓臀部（臀大肌）熟悉收縮、用力的感覺，現在進入這個動作則必須提高鍛鍊的強度，使側腰、臀部（臀大肌）、大腿後側（膕旁肌群）要更有力收縮，才可完成本動作。

本動作也是弓式的準備動作，當你可以完成單腳的動作，將來就可以朝雙腳一起抬高的目標前進。

右腳
右腳抬高，再以右手環抱右腳，抱腳的動作是為了舒展剛才用力收縮的腰部肌肉，同時平衡側臥的穩定。若無法平衡，則多練習躺 3-4 的動作。

骨盆
骨盆擺正，避免骨盆向後傾倒。

左腳
左腳稍微彎曲，讓身體更穩固。

右腳
大腿、膝蓋與身體平行，小腿往後、往上推。

右手臂
右手臂向上延展出去，與身體平均，不可聳肩、屈肘。

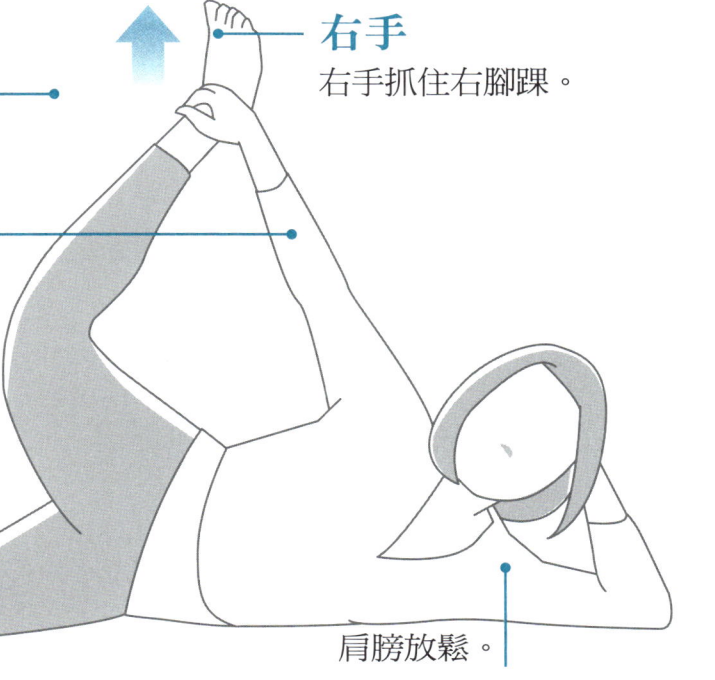

左手臂
腋下若無法貼地，就將手臂伸直，頭部直接躺在手臂上。

右手
右手抓住右腳踝。

肩膀放鬆。

趴姿 1

重點動作 3

DVD 4 分 42 秒

關鍵肌群

這是趴 1-2 的平衡（修復）動作，也是躺 3-5 的進階。可將剛才用力收縮的腰部、臀部、大腿後側及外側的肌肉群徹底延展開來。特別是連結薦椎與大腿骨頂端的梨狀肌，可藉由本動作拉開這條深層的關鍵肌肉。若無法完成，則多練習躺 3-5。

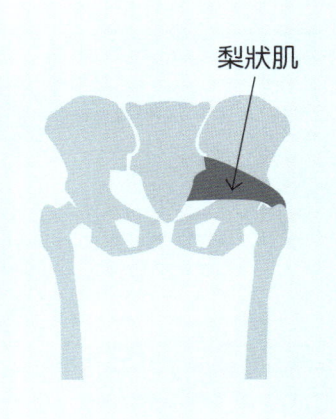

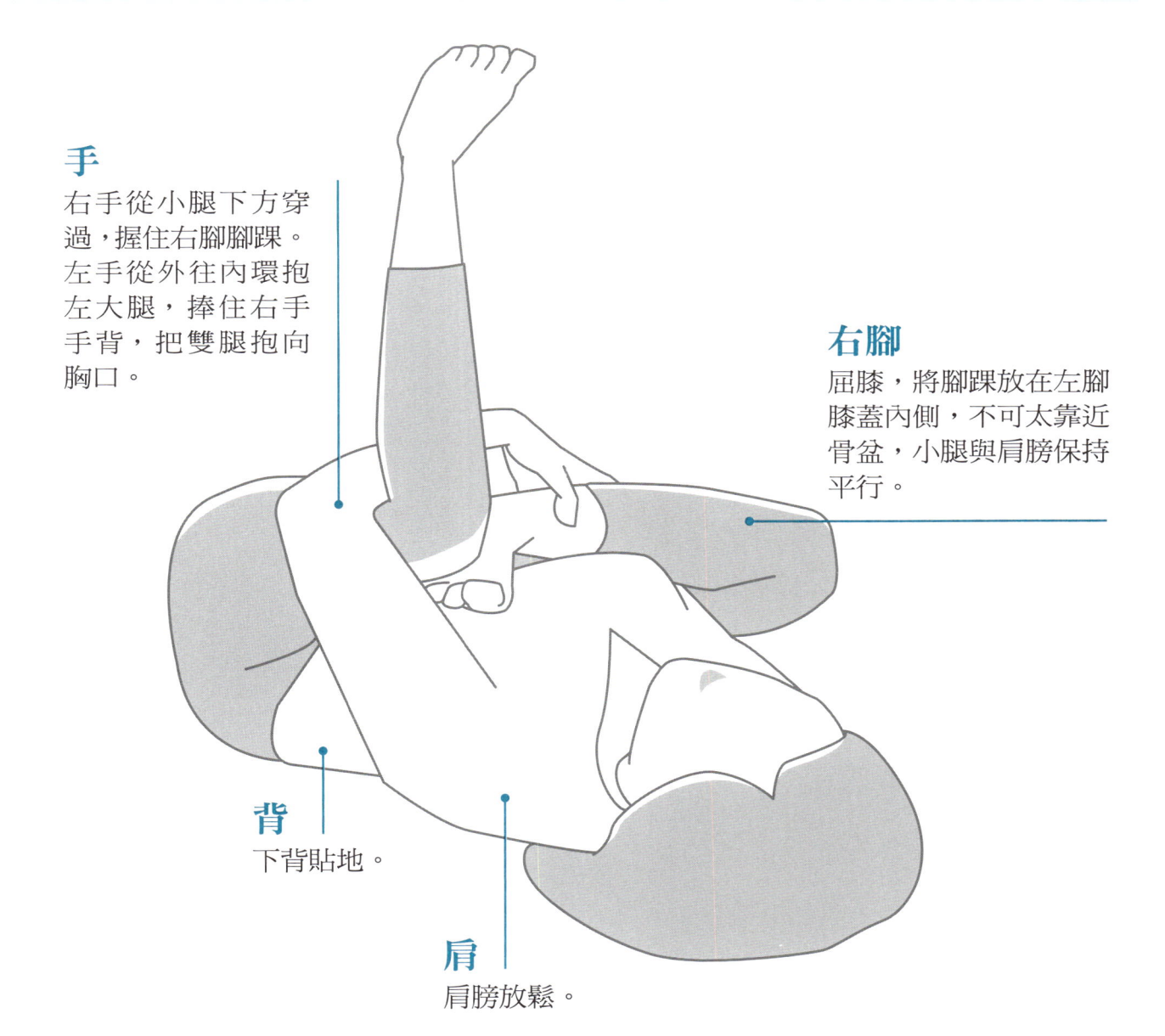

梨狀肌

手
右手從小腿下方穿過，握住右腳腳踝。左手從外往內環抱左大腿，捧住右手手背，把雙腿抱向胸口。

右腳
屈膝，將腳踝放在左腳膝蓋內側，不可太靠近骨盆，小腿與肩膀保持平行。

背
下背貼地。

肩
肩膀放鬆。

趴姿 2

重點動作 1

DVD 10 分 05 秒

關鍵肌群

本動作是趴 1-1（參見第 97 頁）的進階動作，可鍛鍊背部、臀部、大腿後側肌肉（膕旁肌群）的力量。此外，我們剛才在第一階段是單手支撐來個別處理對應的肌群，現在則改用雙手支撐，直接而完整延展肱二頭肌，並開始強化豎脊肌。

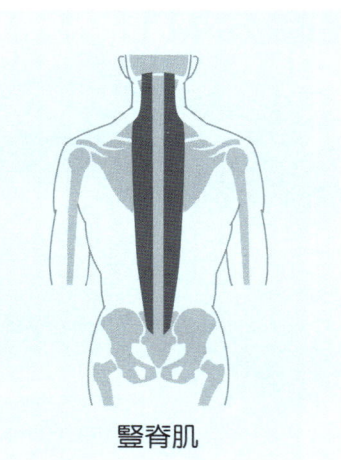

豎脊肌

右腳
右腳往左後方抬高，抬腳的動作可強化右腰、右臀和右大腿後側肌肉（膕旁肌群）的力量。

手臂
雙肩與雙手手肘關節呈一直線，兩手掌指尖相對亦呈一直線，注意不可向前傾倒。

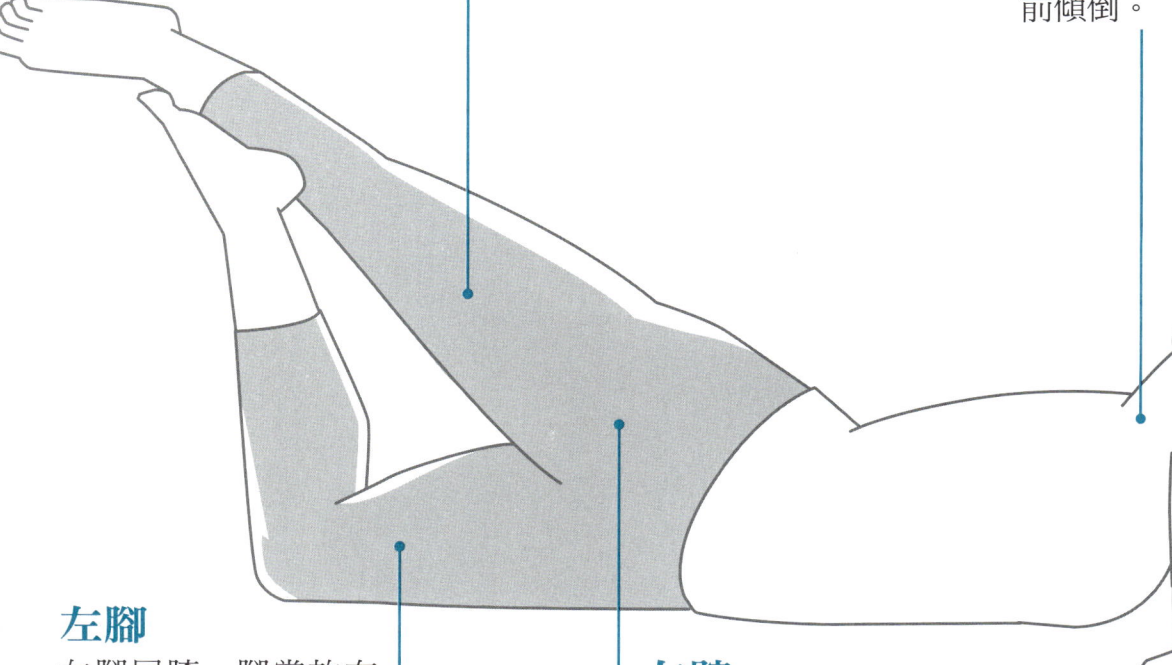

左腳
左腳屈膝，腳掌放在右腳膝蓋外側，再將往左後方抬高的右腳帶回到中間。

左髖
左髖要緊貼地板，不可留空隙。如有空隙，表示腰部肌肉力量不足，建議多練趴 1-1、1-2，慢慢訓練腰部肌肉。

趴姿 2
重點動作 2

🄳 12 分 07 秒

關鍵肌群

本動作可再度強化背部、臀部、大腿後側肌肉的力量，特別是上背的斜方肌、大菱形肌、小菱形肌，上背肌肉群收縮，才可以大大的擴展胸部，做好眼鏡蛇式與弓式的準備動作。

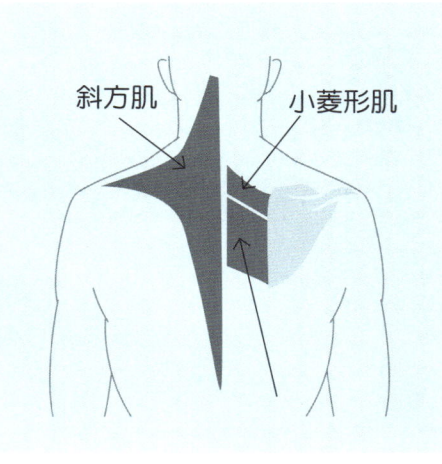

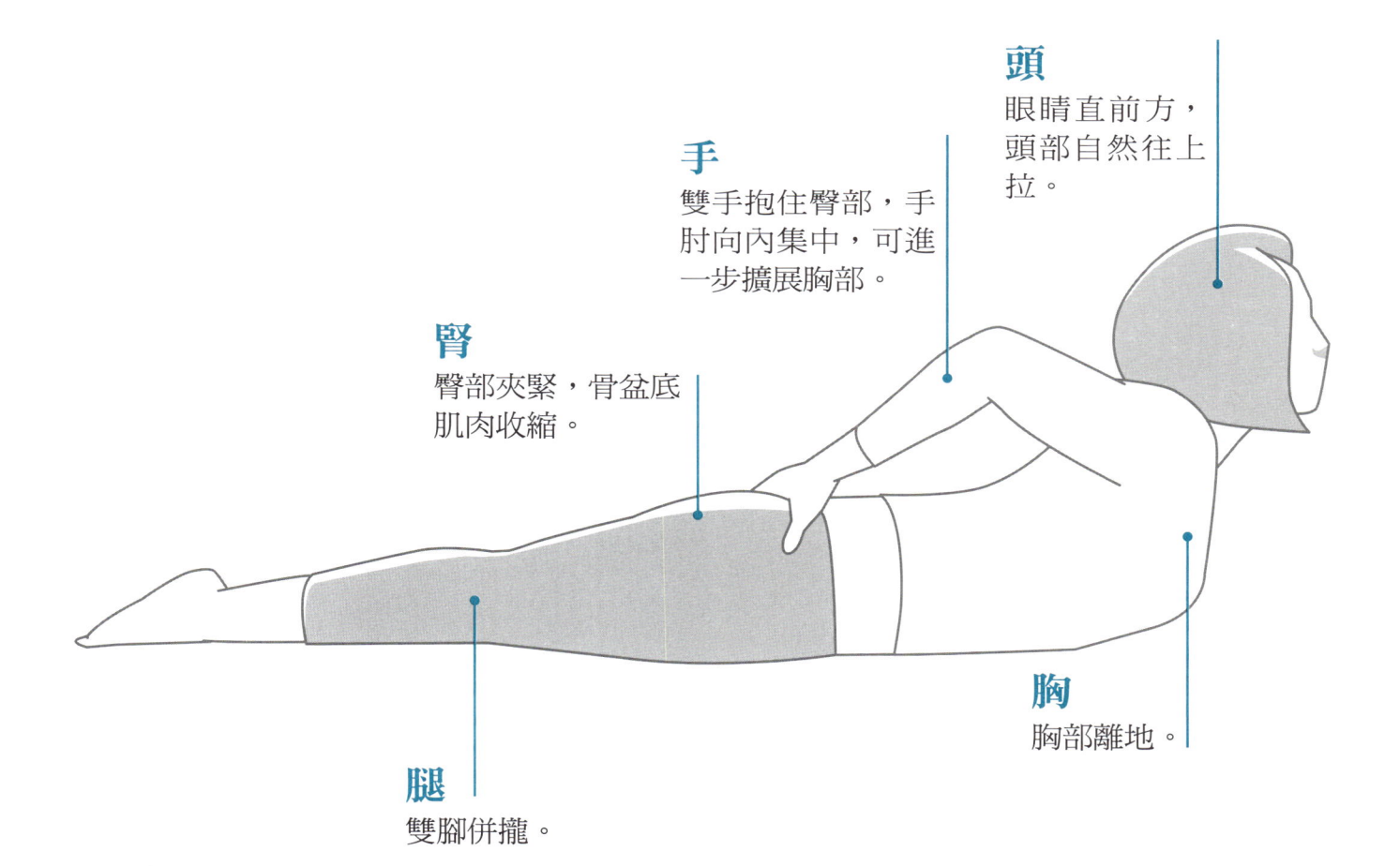

斜方肌　　小菱形肌

頭
眼睛直前方，頭部自然往上拉。

手
雙手抱住臀部，手肘向內集中，可進一步擴展胸部。

臀
臀部夾緊，骨盆底肌肉收縮。

胸
胸部離地。

腿
雙腳併攏。

佘老師的叮嚀

若肘關節無法向內集中，可多坐躺 1-3 訓練。由於平時胸椎甚少活動，若老年人不易完成本動作，也不必勉強。

趴姿 2

重點動作 3

關鍵肌群

本動作可延展上背的斜方肌、大小菱形肌和深層的棘下肌,是趴 2-1 ～ 2-2(參見第 100 ～ 101 頁)的修復動作。由於剛才的動作使背部始終處於用力、收縮的狀態,現在要利用本動作與趴 2-4(參見第 103 頁)的動作,來徹底延展上背肌肉群,使之回到平衡的狀態。

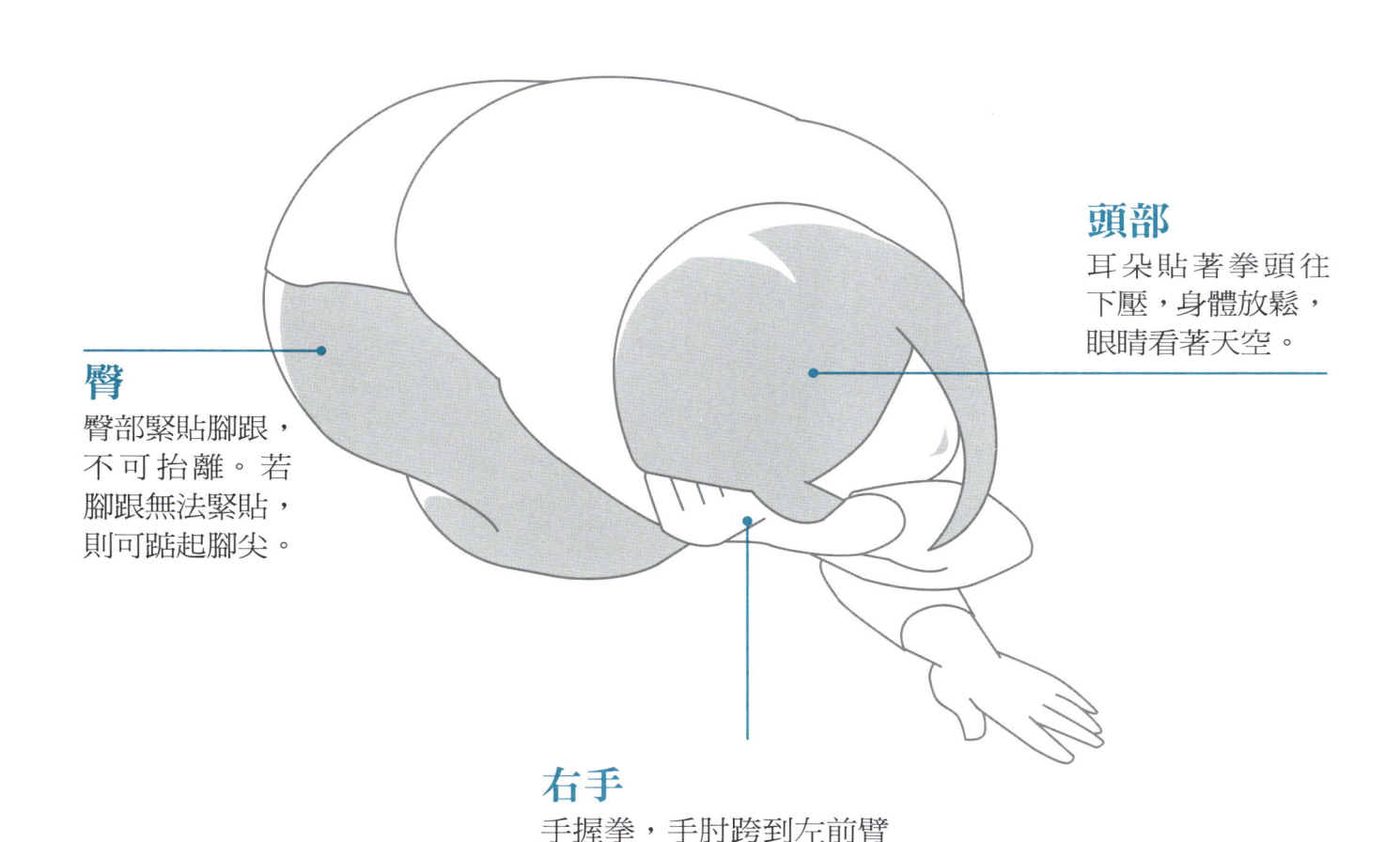

DVD 13 分 58 秒

頭部
耳朵貼著拳頭往下壓,身體放鬆,眼睛看著天空。

臀
臀部緊貼腳跟,不可抬離。若腳跟無法緊貼,則可踮起腳尖。

右手
手握拳,手肘跨到左前臂外側。手若無法跨到另一隻手臂,建議多練習坐 4-1,先鬆開斜方肌。

趴姿 2

重點動作 4

🔘 14 分 51 秒
DVD

關鍵肌群

本動作就是一般所稱的兔子式，也是跪 1-5（參見第 90 頁）的進階動作。先前動作拉完左右兩側的斜方肌之後，最後要回到中間，以本動作中拉開頸部後面的肌群，特別是頸椎周圍的上斜方肌。頭部跟膝蓋靠得越近，就表示上背延展得越深。

兔子式可活絡頭頸部的血液循環，改善睡眠品質，而臀部抬高可紓解久坐造成肛門周圍血液循環不良的問題，減輕痔瘡的症狀。

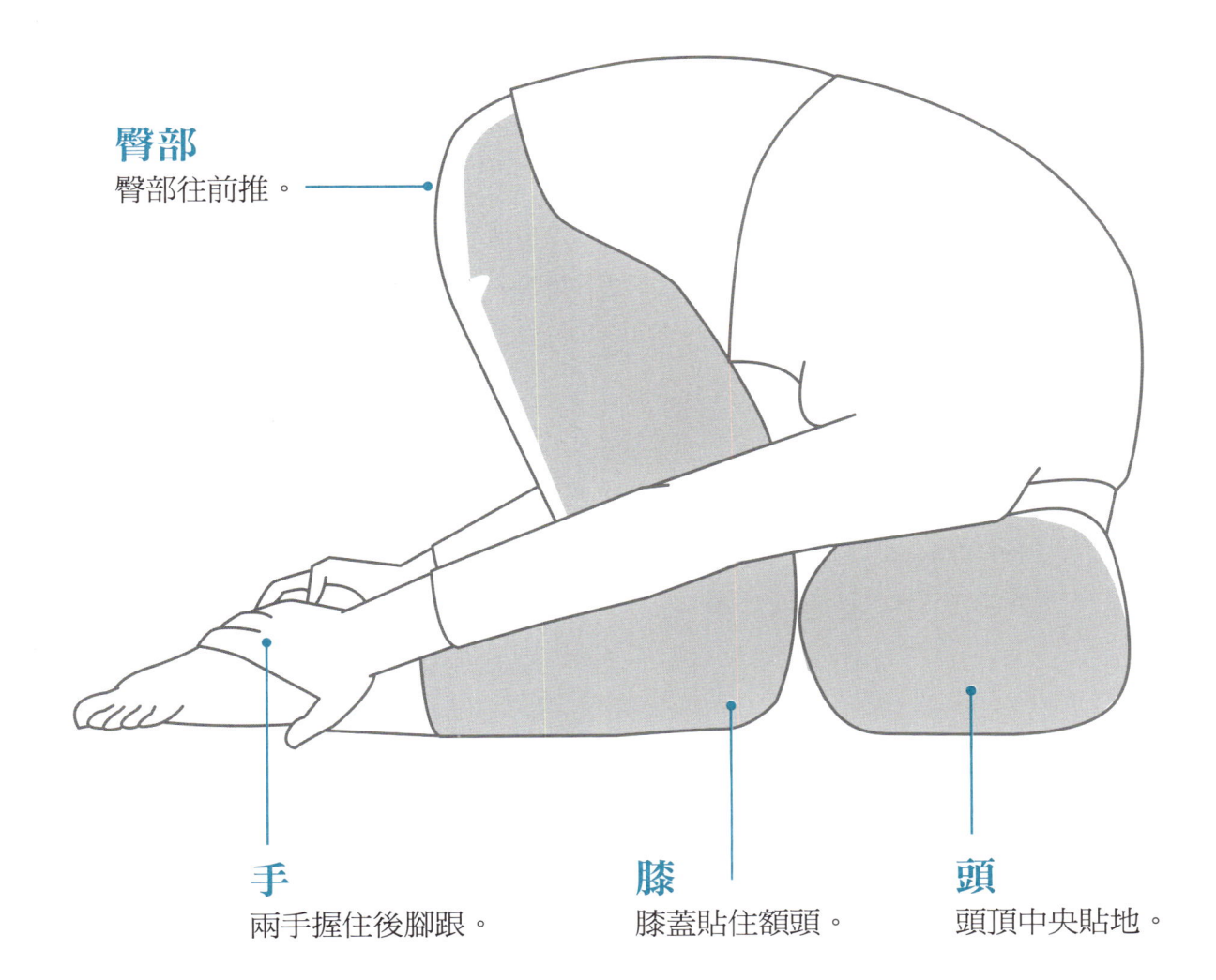

臀部
臀部往前推。

手
兩手握住後腳跟。

膝
膝蓋貼住額頭。

頭
頭頂中央貼地。

動作解析

站姿

　　著力點最少的站姿，是所有練習的統整與最終階段。我們一開始從著力點最多、最安全的躺姿，一步一步減少著力點，慢慢經過坐姿、跪姿、趴姿的訓練，活動、照會了身體每條肌肉與韌帶，把身體原本僵硬不靈活的地方一一鬆開，並加強伸縮的彈性與穩定性之後，就準備好進入站姿的練習。如此一來，才不會在著力點較少的情況下，產生重心不穩，甚至因此造成傷害。

　　許多人練習瑜伽受傷，就是缺乏著力點從多到少的概念所致。貿然以站姿做大幅度、高強度的活動，這是相當危險的。如果因此導致身體以各種代償作用彌補重心不穩、硬扯肌肉韌帶，使得練習壓力越來越大，誤以為自己不夠認真練習，還算幸運。最怕是意志堅定、勤勞練習的人，勉強自己在危險的狀態下苦練，最後練出一身運動傷害，是最得不償失的。

　　站姿的動作都會帶動到全身的肌肉群，其中難度最深的兩個動作，特別需要全身性的平衡，而基礎是來自於兩隻大腿先前的鍛鍊與照會。例如簡易「扭轉側三角式」，只以雙腳腳掌與單膝膝蓋這三個小小著力點上做扭轉，並維持骨盆正位與平衡，是很容易產生重心不穩的狀況。這時先回到坐 4-3 多練習幾次，便能很快準備好相關肌肉，穩穩地扎根扭轉。

　　而三角伸展式，可以說是整套功法的最後驗收。要能側身下彎對背部與腿部肌肉來說，本身就是強度極高的動作，再加上將視線遠離著力點往上方帶，更是平衡感的終極考驗。練習時不必急著驗收到位，先慢慢抓住平衡，意念專注在正確位置後，再將重心緩緩上挪。穩定度不夠，就回頭扎根，扎扎實實打好健康靈活的基礎而已，不急不徐，安全至上，方能守得住我們一路鋪陳的用心，享受到不受歲月拘束的甜美成果。

站姿

重點動作 1

DVD 2分07秒

關鍵肌群

本動作是簡易站立前彎，為下犬式的準備動作。上半身有五個伸展焦點，位在兩邊肩胛骨下緣、下背中央與臀部兩側（坐骨），下半身伸展焦點則位在臀大肌與膕旁肌群。

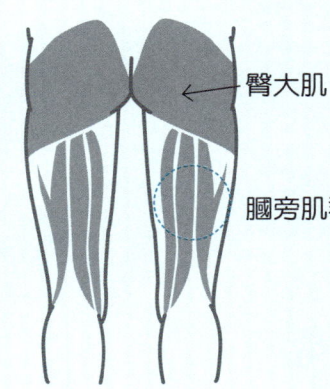

→ 臀大肌
→ 膕旁肌群

臀
臀部往上推。

◎ 五個伸展焦點：肩胛骨下線、下背、臀（坐骨）。

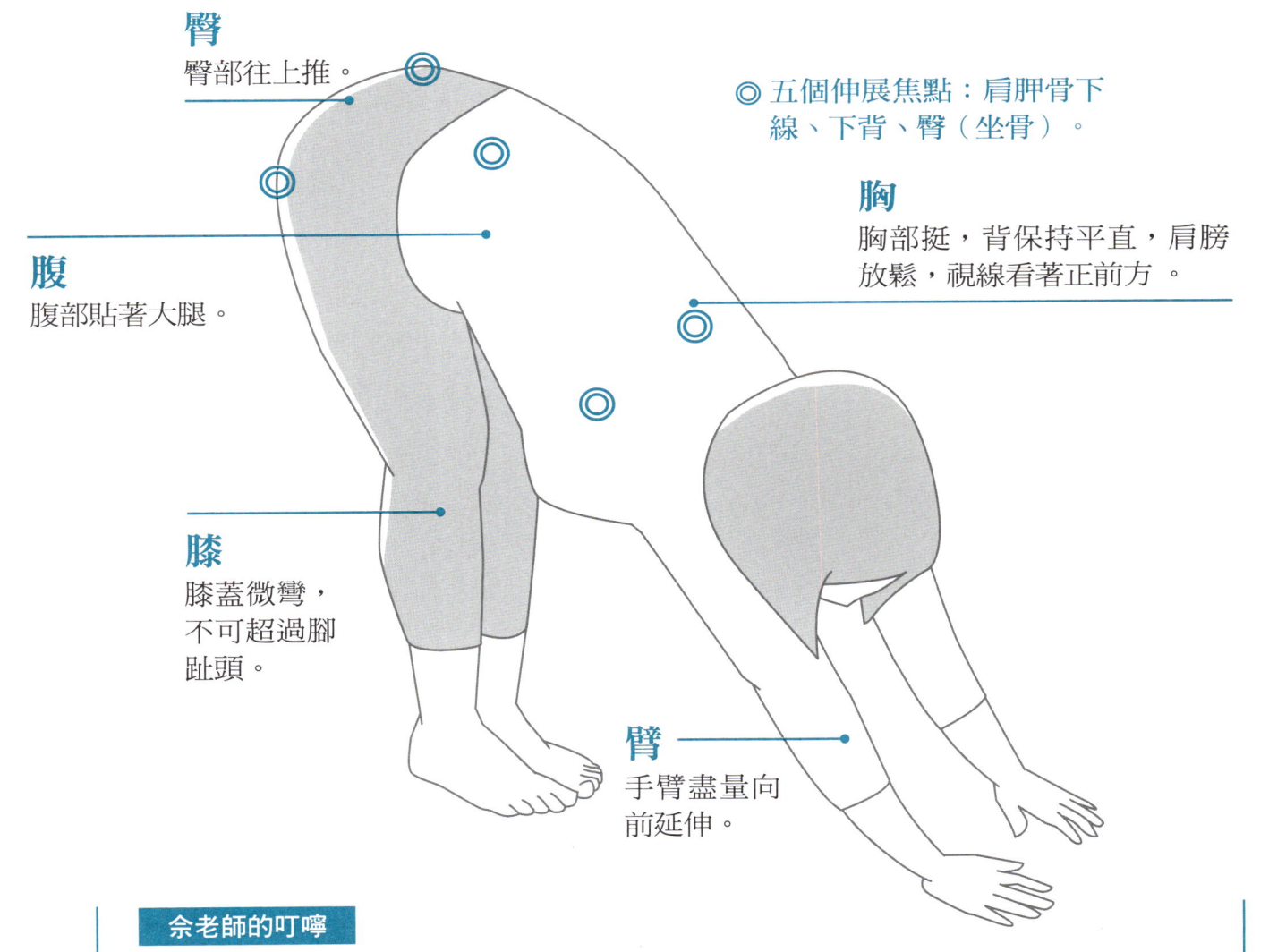

胸
胸部挺，背保持平直，肩膀放鬆，視線看著正前方。

腹
腹部貼著大腿。

膝
膝蓋微彎，不可超過腳趾頭。

臂
手臂盡量向前延伸。

佘老師的叮嚀

本動作也是從趴姿過後到站姿的轉換動作。不少人有姿勢性低血壓，猛然站起來會頭暈，所以注意站起來的速度不要太快。若無法屈曲髖關節做到下彎動作，請回到躺1-1、2-2、4-3等動作，去個別延展相關肌群。

站姿動作解析

站姿

重點動作 2

DVD 3 分 33 秒

關鍵肌群

前一個動作照會過各個伸展焦點後，在本動作進行個別處理。上肢的動作可加強延展手臂三角肌的前側、肱三頭肌，收縮肱二頭肌。臀部往上推的動作可加強延展背闊肌、髂腰肌、臀大肌、膕旁肌群、闊筋膜張肌與髂筋束，收縮股四頭肌、股直肌與縫匠肌。緩和伸縮這些肌群，是使站姿前彎更為流暢到位的關鍵。

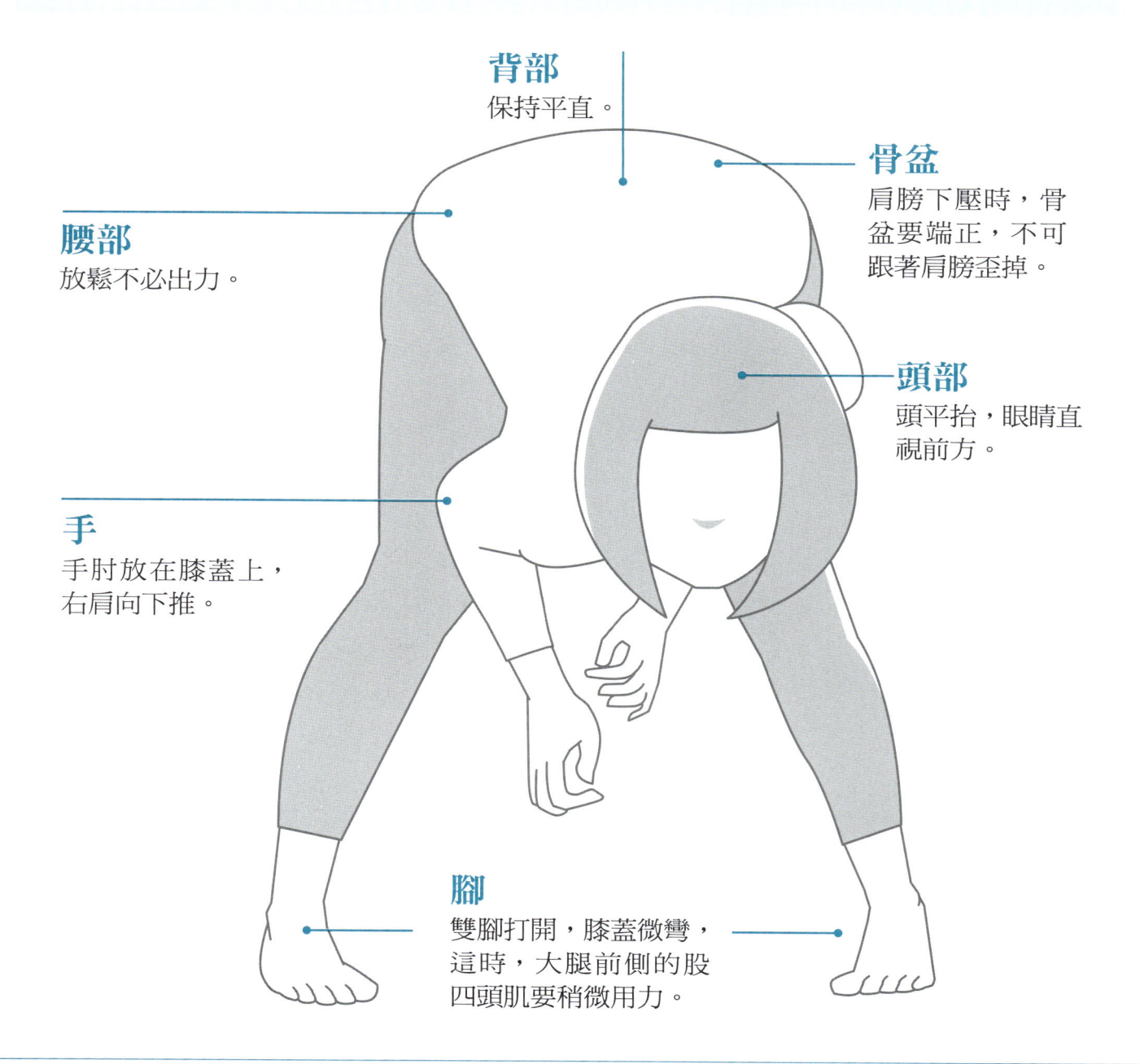

背部
保持平直。

骨盆
肩膀下壓時，骨盆要端正，不可跟著肩膀歪掉。

腰部
放鬆不必出力。

頭部
頭平抬，眼睛直視前方。

手
手肘放在膝蓋上，右肩向下推。

腳
雙腳打開，膝蓋微彎，這時，大腿前側的股四頭肌要稍微用力。

站姿

重點動作 3

4 分 50 秒
DVD

關鍵肌群

這個動作是勇士式第二式（前弓後箭）的準備動作，需要穩固的下盤和強而有力的大腿肌肉來支撐身體的重量。「前弓」的大腿前側股四頭肌要強而有力，才可避免前弓腳的膝蓋向內倒。「後箭」的闊筋膜張肌與臀中肌也要有力，才能幫助後腿向內旋轉。內收大肌則是穩定後腳姿勢的關鍵。若無力伸展，則回到**躺 2-2**（參見第 51 頁）練習。

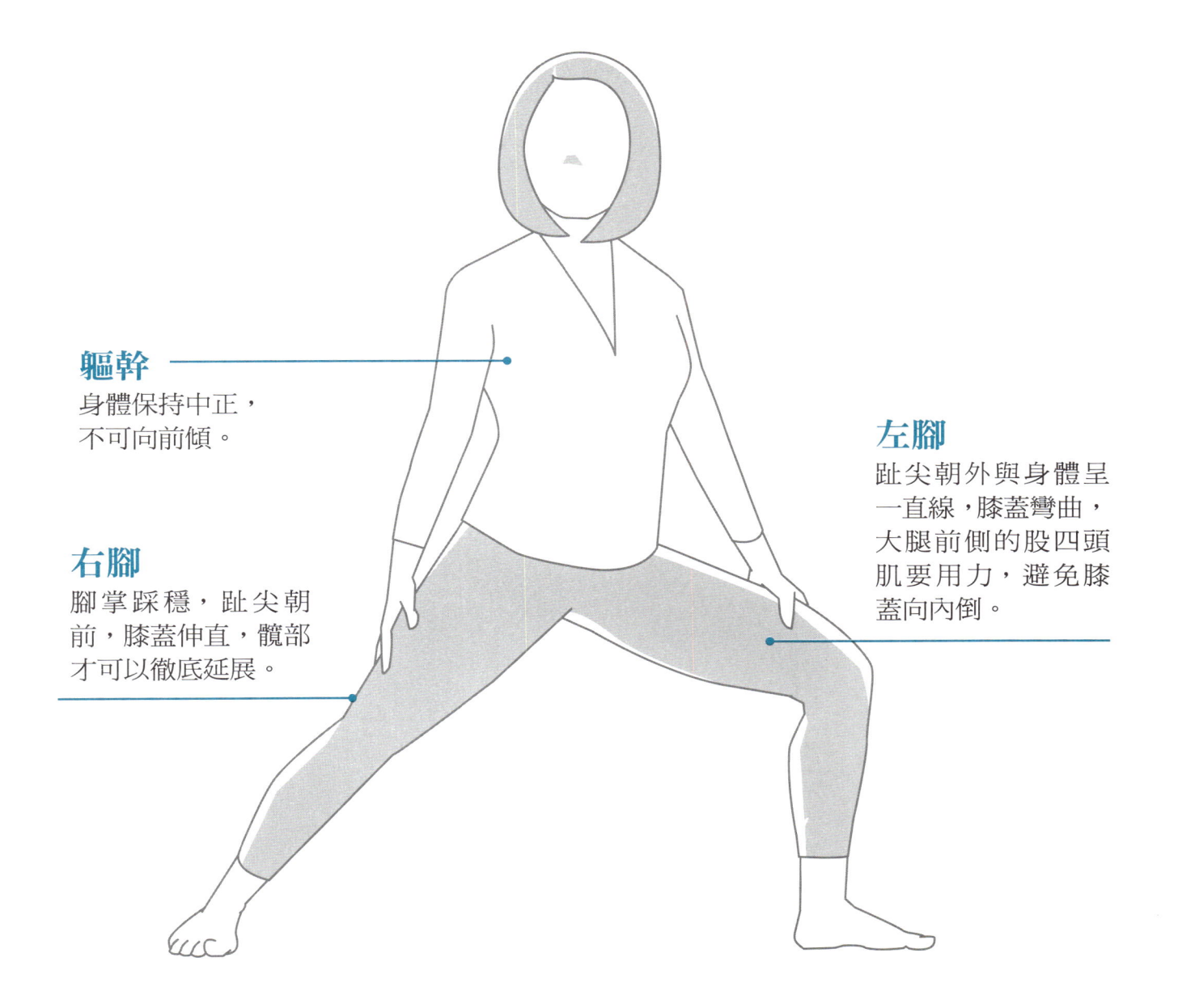

軀幹
身體保持中正，不可向前傾。

右腳
腳掌踩穩，趾尖朝前，膝蓋伸直，髖部才可以徹底延展。

左腳
趾尖朝外與身體呈一直線，膝蓋彎曲，大腿前側的股四頭肌要用力，避免膝蓋向內倒。

站姿
重點動作 4

6 分 30 秒

關鍵肌群

這是「側弓三角式」的準備動作，當前弓腳的股四頭肌有足夠的力量時，才能穩固下盤，慢慢將手放下。如果股四頭肌力量不足，請回到跪 2-1～2-2（參見第 91～92 頁）、站 1-2～1-3（參見第 106～107 頁）來強化大腿前側力量。上半身側身時帶動的胸大肌、腹斜肌與前鋸肌是平常極少伸展與收縮的肌群，藉由此動作即可一併訓練。

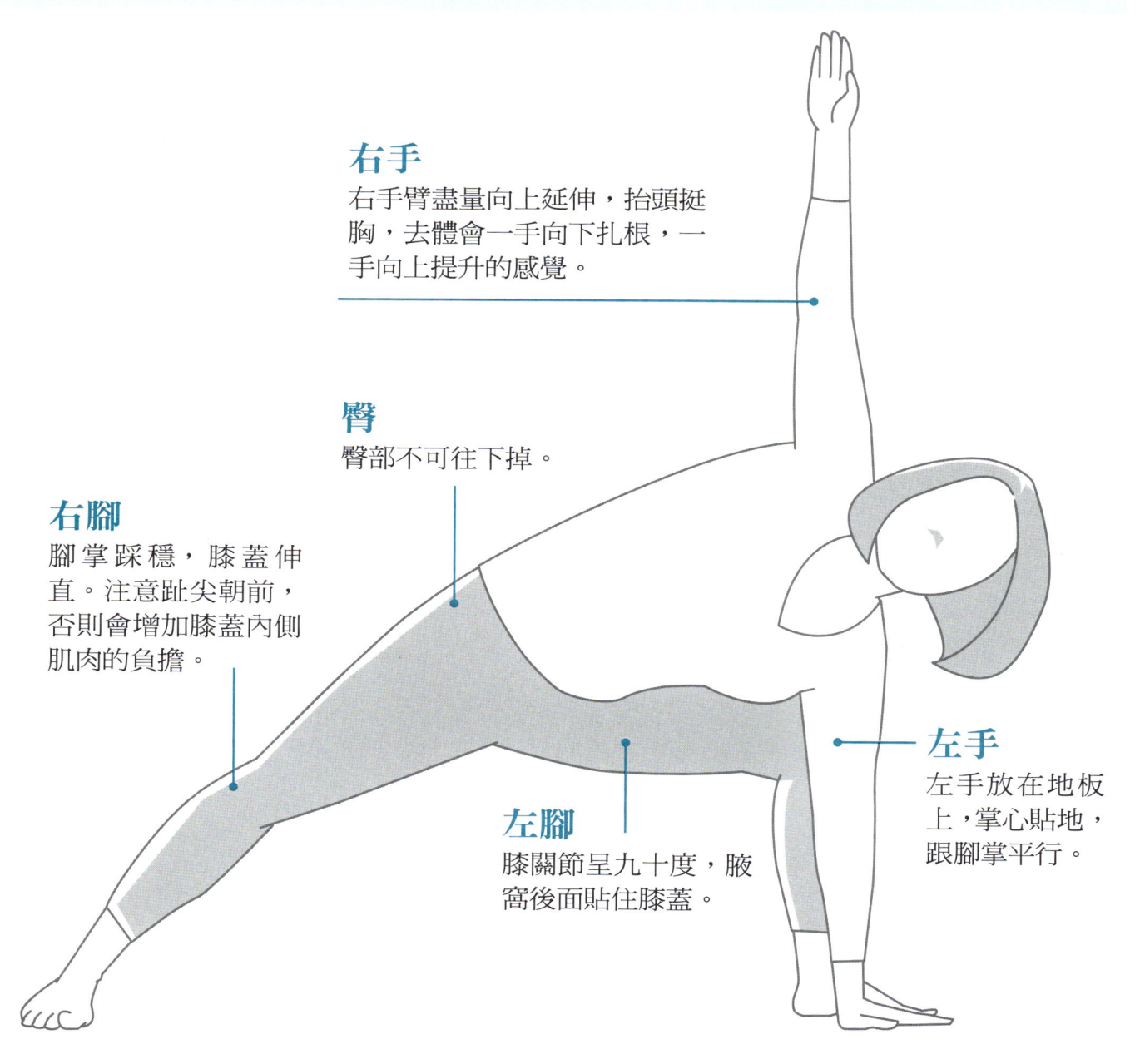

右手
右手臂盡量向上延伸，抬頭挺胸，去體會一手向下扎根，一手向上提升的感覺。

臀
臀部不可往下掉。

右腳
腳掌踩穩，膝蓋伸直。注意趾尖朝前，否則會增加膝蓋內側肌肉的負擔。

左腳
膝關節呈九十度，膕窩後面貼住膝蓋。

左手
左手放在地板上，掌心貼地，跟腳掌平行。

站姿

重點動作 5

7 分 16 秒
DVD

關鍵肌群

仔細觀察本動作，會發現上半身是坐 4-1 的動作，下半身是跪 2-3 的動作，現在我們將這兩個動作結合起來，便形成一個簡易版本的扭轉側三角式，可延展頸部（胸鎖乳突肌）、腹部的腹斜肌、背部（背闊肌）及後腳的髖肌群。下半身有力量時，即可膝蓋離地，伸直後腿，把重心往上提高，即是完整版的「扭轉側三角式」。

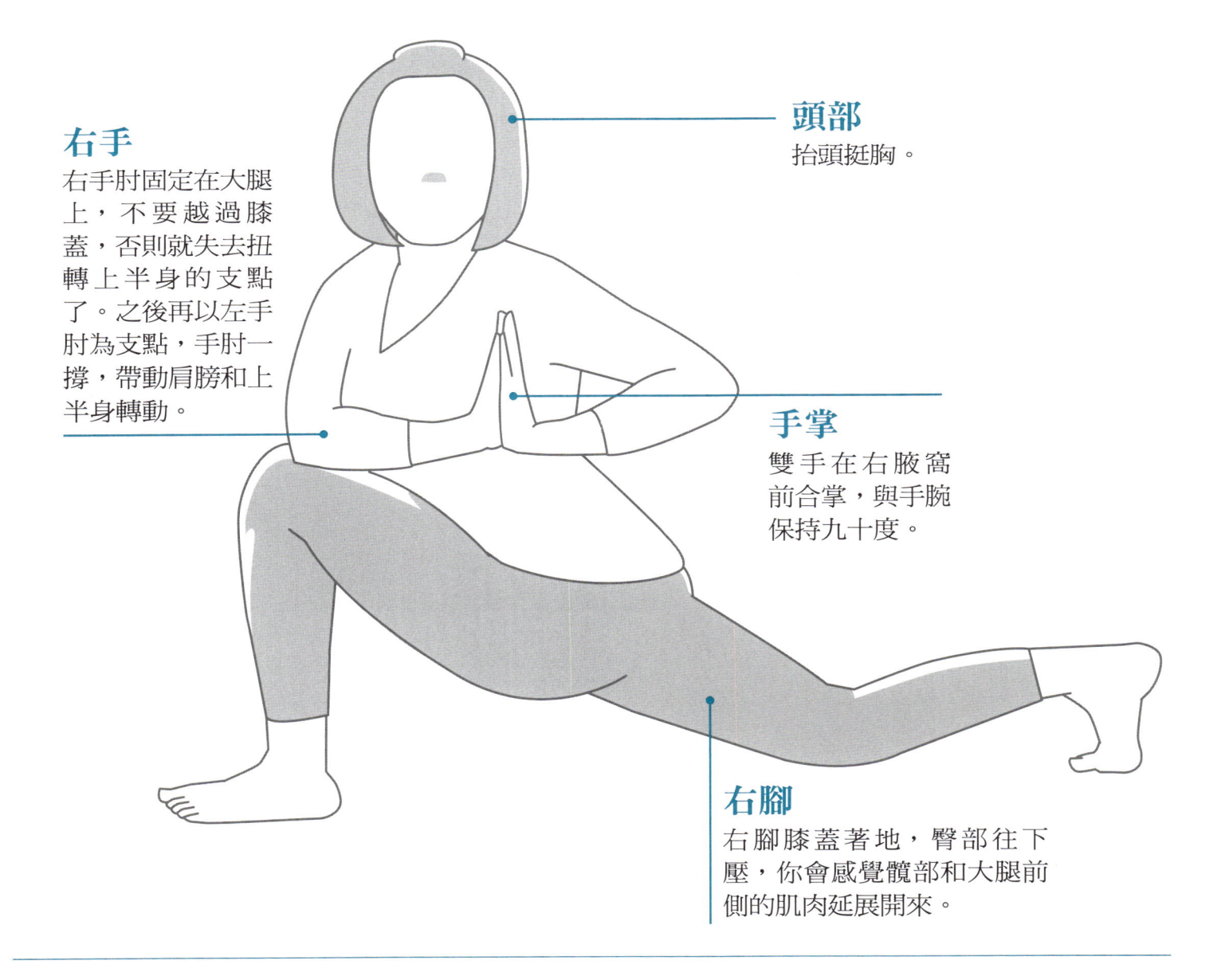

右手
右手肘固定在大腿上，不要越過膝蓋，否則就失去扭轉上半身的支點了。之後再以左手肘為支點，手肘一撐，帶動肩膀和上半身轉動。

頭部
抬頭挺胸。

手掌
雙手在右腋窩前合掌，與手腕保持九十度。

右腳
右腳膝蓋著地，臀部往下壓，你會感覺髖部和大腿前側的肌肉延展開來。

站姿

重點動作 6

8 分 55 秒

關鍵肌群

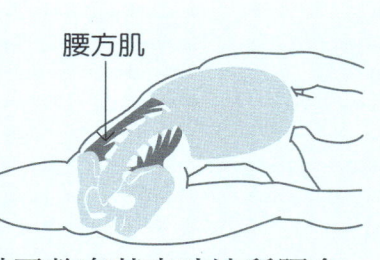

本動作稱為「三角伸展式」，是站 1-5（參見第 109 頁）的平衡動作，目的是使原本縮短（延展）的肌群反向延展（縮短）開來。動作轉換的過程總結了整套基本功法所照會、訓練的各個肌群，使身體能穩定變換重心。如果無法保持平衡，代表下半身的肌肉仍訓練不足，請回到站姿系列動作重心練習。

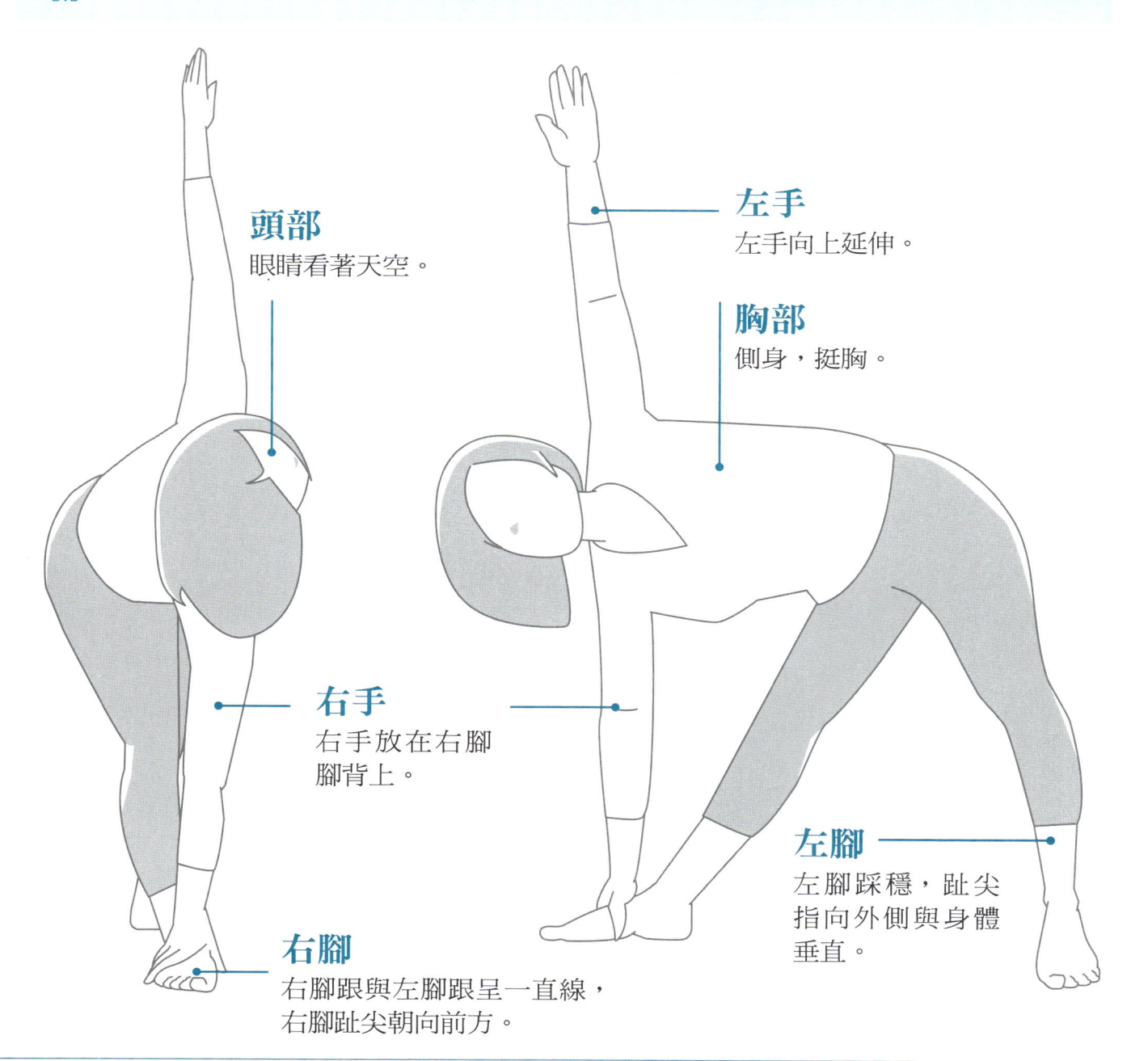

腰方肌

頭部
眼睛看著天空。

左手
左手向上延伸。

胸部
側身，挺胸。

右手
右手放在右腳腳背上。

右腳
右腳跟與左腳跟呈一直線，右腳趾尖朝向前方。

左腳
左腳踩穩，趾尖指向外側與身體垂直。

作者專業學經歷

【瑜伽專業學經歷】

1986 年學習瑜伽
1989 年取得中華瑜伽協會師資執照
中華瑜伽協會主辦之師資進修班師資
2009 年取得施華難陀吠陀哲學瑜伽學院國際師資證照
印度瑞希克斯凡世俗學會瑜伽研習
美國舊金山希瓦南達瑜伽學院研習
文化部國立國父紀念館生活美學瑜伽教師
救國團瑜伽師資培訓班講師
華碩電腦公司瑜伽社顧問、教師
北市民生國中、長安國中及蘭州國中瑜伽社專聘瑜伽老師
2014 年廈門瑜伽藝術生活節台灣師資代表
2016 北市教師研習中心心靈活水講座
佛光山普門寺社教課程之輕瑜伽老師
中華民國瑜伽協會前副理事長
中華民國瑜伽協會名譽理事長
佘雪紅工作坊〈美的瑜伽〉負責人

【護理專業學經歷】

輔英護專（現輔英大學）畢業
輔英護專實習護生督導
市立中興醫院臨床護理
市立慢性病防治所（原性病防治所）護理

本書是參考圖書，並非醫療手冊。不可用來診斷或治療任何醫療或外科上的問題。本書所提供的資訊，不可取代健康照護者提供的治療。如有醫療上的疑慮，請諮詢專業醫師。身體如有特殊情況，務必取得醫師開立的許可文件，才可練習瑜伽或參加訓練計畫。一定要在合格、有經驗的瑜伽老師督導和帶領下練習瑜伽。聽從合格瑜伽老師的指引以避免受傷。由於練習瑜伽或從事訓練活動而導致身體受傷，非本書作者、繪圖者、編輯、出版社與經銷商之責。

瑜伽入門先導之術

作　　者	佘雪紅
繪　　者	陳家瑋

文字編輯	黃宛瑜
責任編輯	郭純靜
行銷企畫	陳詩韻
總 編 輯	賴淑玲

封面設計	劉孟宗
美術編輯	林佩樺
封面設計	呂敬惠

社　　長	郭重興
發行人兼出版總監	曾大福
出　　版	大家出版
發　　行	遠足文化事業股份有限公司
	地址：231新北市新店區民權路108-2號9樓
	電話：（02）2218-1417　傳真：（02）8667-1851
	郵撥帳號：19504465遠足文化事業股份有限公司
法律顧問	華洋法律事務所　蘇文生律師
初　　版	2017年2月出版

有著作權　侵害必究

歡迎團體訂購，另有優惠，請洽業務部（02）22181417分機1120、1123

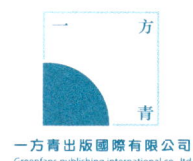

行銷協力
一方青出版國際有限公司
電話 (02)-2392-7742
地址 台北市大安區青田街2巷18號1樓
E-mail greenfans9558@gmail.com
FB網址 https://www.facebook.com/greenfans558/

國家圖書館出版品預行編目（CIP）資料

瑜伽入門先導之術／佘雪紅著. -- 初版. -- 新北市：大家出版：遠足文化發行，2017.02　112面；21.5×27.2公分
ISBN 978-986-92741-5-9（平裝附數位影音光碟）
1.瑜伽
411.15　　　　　　　　　　　　　　　　　　　　　　　105001239